MON CAHIER FERTILITÉ

— JULIE MARTORY —

ILLUSTRATIONS
COUVERTURE : ISABELLE MAROGER
INTÉRIEUR : SOPHIE RUFFIEUX

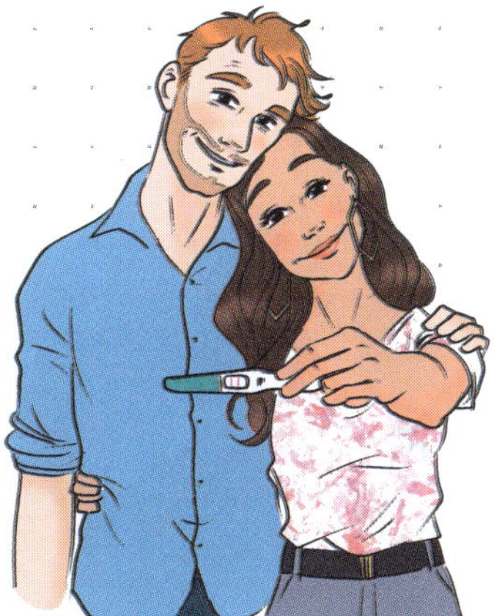

SOLAR EDITIONS

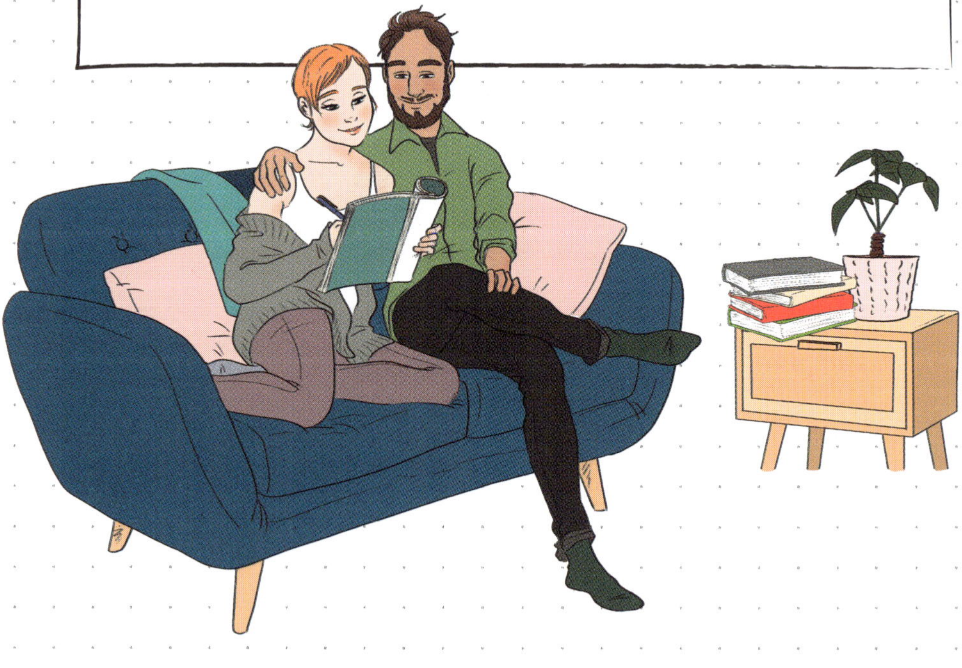

Introduction

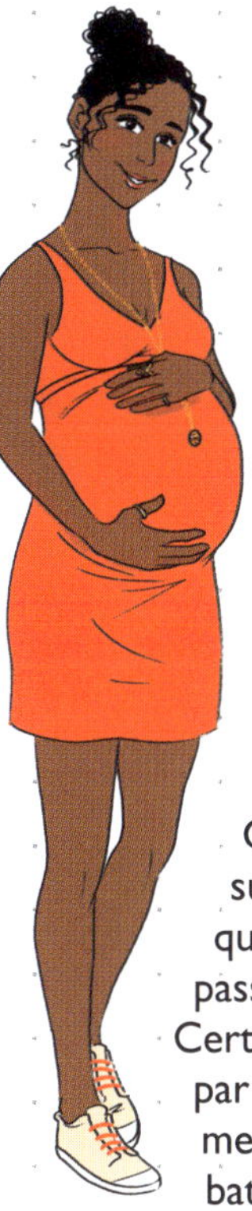

Concevoir un bébé ? Rien de plus naturel… Et, en même temps, rien de plus complexe. C'est le miracle de la vie ! Aussi, avant de vous lancer dans vos « essais bébé », il peut être bon de vous intéresser de plus près aux multiples rouages de cette mécanique. L'objectif : programmer vos câlins au bon moment bien sûr, mais aussi garder en tête la réalité de la conception. Ce n'est pas parce que vous faites l'amour à l'instant T que vous tomberez forcément enceinte ! La fertilité fait en effet intervenir un tas de facteurs sur lesquels vous n'avez pas toujours la main, et qui gardent leur part de mystère… et de magie. Mais s'il en est un sur lequel vous pouvez agir, c'est celui-ci : faire un check-up complet avant de vous lancer ! Parce que la grossesse est un véritable marathon pour le corps, mieux vaut être en pleine forme au départ afin d'éviter les petits incidents de parcours. Vous et votre bébé ne vous en porterez que mieux !

C'est là tout l'intérêt de la visite préconceptionnelle, la première tâche à rayer sur votre to-do list « essai-bébé », avant même de jeter votre dernière plaquette de pilule. Cette visite sera également l'occasion de passer en revue tout ce qui pourrait impacter votre fertilité. Certains facteurs sont bien connus, comme l'âge et le tabac par exemple ; d'autres beaucoup moins, comme une alimentation déséquilibrée ou encore ces satanés perturbateurs endocriniens qui envahissent notre quotidien.

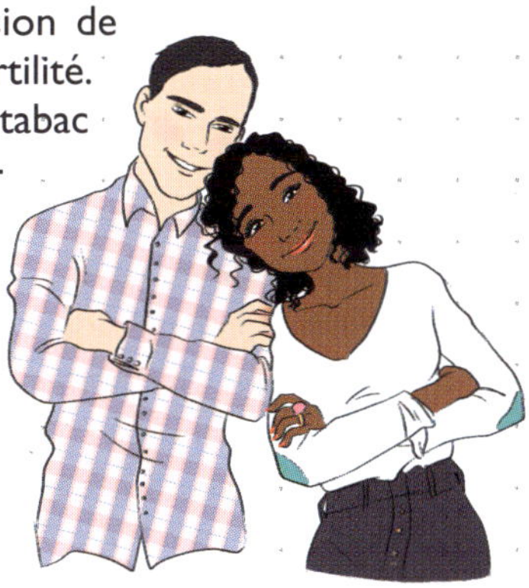

Bien sûr, il ne s'agit pas de vous arrêter de vivre, mais simplement de prendre quelques précautions et changer certaines de vos habitudes. Votre but : mettre toutes les chances de votre côté pour être enceinte le plus rapidement possible et que la grossesse se déroule pour le mieux. Mais aussi pour avoir un bébé en bonne santé !

TEST

OÙ EN EST MON DÉSIR D'ENFANT ?

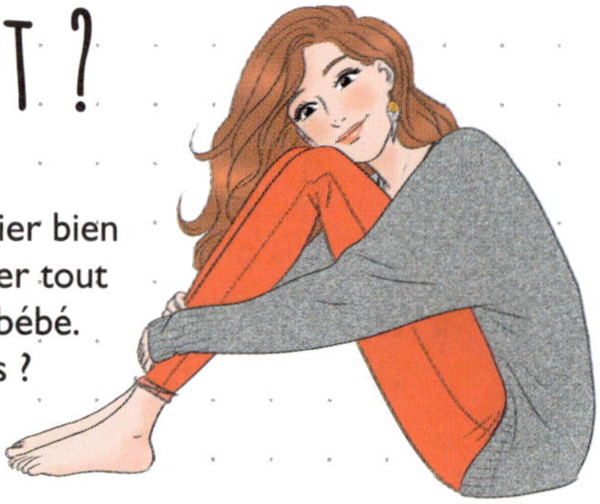

Les amours, la carrière, le logement, les finances, sans oublier bien sûr la fameuse horloge biologique... Difficile de faire coïncider tout cela pour trouver le moment parfait pour concevoir un bébé. Mais qu'en est-il de vous, de votre chéri, de vos envies ? Êtes-vous prêts à vous lancer demain ou aimeriez-vous encore temporiser ? Répondez à ces quelques questions pour faire le point.

Pour vous, avoir un enfant, c'est...

○ Un besoin viscéral. Depuis toute petite, vous n'envisagez pas votre vie sans être mère.

□ Une envie qui fait son chemin, petit à petit.

△ Une éventualité que vous envisagez, mais aussi une source de pression !

Vos amies accouchent les unes après les autres, et...

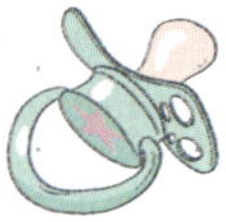

△ Leur histoire d'épisio, leur galère d'allaitement, leur recherche de la nounou parfaite : franchement, tout cela vous fait un peu flipper !

○ Cela vous rend très envieuse (pour ne pas dire jalouse).

□ Vous êtes au taquet : vous vous proposez comme baby-sitter et les gâtez avec des petites tenues trop mignonnes pour leur bébé.

Niveau professionnel...

○ C'est tout vu : dès que vous pourrez, vous vous mettrez en congé parental. Mode maman à 100 % !

△ Vous vous donnez à fond dans votre job. Vous avez besoin de réussite professionnelle pour vous sentir exister.

□ Vous savez faire la part des choses. Votre travail n'est que cela : un travail et non votre vie !

Dans un magasin, vous croisez une maman au bout de sa vie avec son nouveau-né inconsolable dans ses bras. Comment réagissez-vous ?

△ Vous faites demi-tour. Les pleurs de bébé : non merci !

○ Vous n'avez qu'une envie : prendre le petit pour tenter de le consoler, et, au passage, soulager la maman.

□ Cela vous stresse, mais vous êtes triste pour elle.

Ce qui vous angoisse le plus...

○ Ne pas réussir à avoir de bébé. Ça arrive à tellement de couples...

△ Plein de choses, mais pas la perspective de créer une famille pour le moment.

□ Que votre couple se sépare, pour X raison.

Avec votre mère…

□ Ce n'est pas toujours simple, mais comme dans toutes les familles, non ?

△ C'est un peu (beaucoup) compliqué. Mais comme on dit : on ne choisit pas sa famille…

○ Tout est très fluide, c'est votre roc. Elle fera une mamie d'enfer !

Votre moitié et vous…

△ C'est les montagnes russes. Un jour, ça va. L'autre, moins.

○ Vous êtes connectés, sur la même longueur d'onde. Bref, c'est le big love. Manque plus qu'un bébé.

□ Vous voulez avant tout profiter de votre vie à deux.

Face à de nouvelles responsabilités…

□ Vous vous blindez : vous organisez, vous vous préparez, vous planifiez tout.

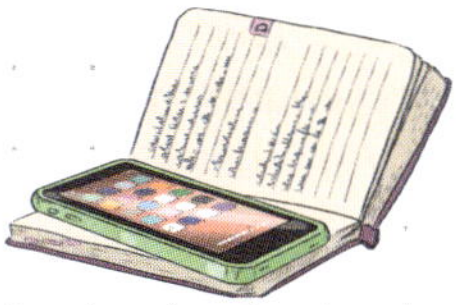

△ Vous stressez, forcément !

○ Vous êtes plutôt zen : tout va bien se passer en prenant les choses comme elles viennent.

Ce qui vous fait le plus peur dans le fait d'avoir un bébé, c'est…

○ La responsabilité d'avoir une petite vie entre vos mains. Mais ça fait partie de la beauté de la maternité aussi !

△ De ne pas obtenir cette promotion pour laquelle vous avez tant bossé.

□ Le manque de sommeil !

Au restaurant, à la table d'à côté, une femme donne le sein à son bébé.

△ Vous détournez le regard. Franchement, vous êtes gênée.

○ Vous lui dites votre admiration et engagez la conversation. L'allaitement, comment c'est ?

□ Vous les observez discrètement tous les deux, le regard attendri.

La perspective d'une grossesse…

△ Grossir, avoir mal partout, vous déplacer comme un pingouin : honnêtement, ça ne vous fait pas vraiment rêver !

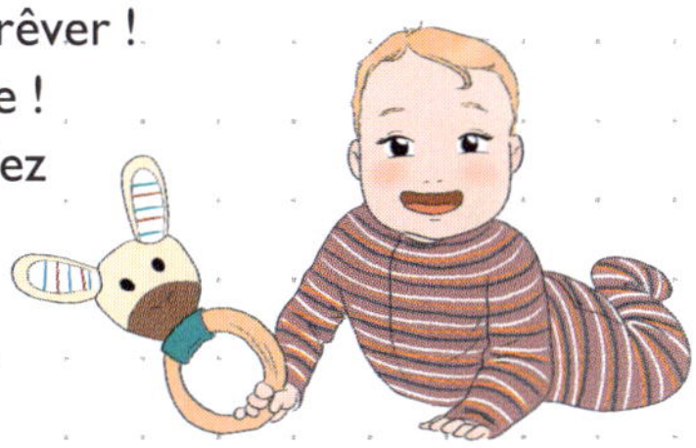

○ Vous enchante ! Vous n'attendez que ça : voir votre ventre grossir, sentir votre bébé bouger…

□ Vous angoisse un peu, mais le plus important, c'est que tout aille bien niveau santé pour vous et votre bébé.

Quand vous voyez une scène d'accouchement à la télé…

□ Vous êtes partagée : mi-admirative, mi-craintive.

○ Vous versez systématiquement votre petite larme.

△ Vous détournez illico le regard, vous avez mal pour la maman !

FAITES LES COMPTES !

○ : CHAQUE RÉPONSE VAUT 3 POINTS	□ : CHAQUE RÉPONSE VAUT 2 POINTS	△ : CHAQUE RÉPONSE VAUT 1 POINT

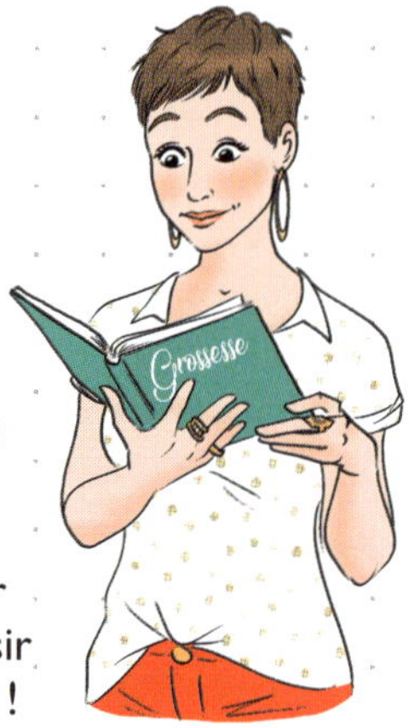

Vous avez entre 12 et 20 points ? *Votre désir de bébé est encore très timide !*

Les bébés, c'est mignon… Mais pour le moment, plutôt chez les autres ! Autant être honnête : avoir un bébé, ce n'est clairement pas votre priorité, là, tout de suite. Avant cela, vous avez des tas de choses à réaliser : avoir ce job de rêve, voyager, profiter des moments à deux avec votre chéri. Bref, vivre en toute liberté ! Car vous êtes bien consciente qu'un bébé, c'est beaucoup de responsabilités que vous seriez tout à fait capable d'assumer, certes, mais dont vous vous passez bien aujourd'hui ! En d'autres mots : vous n'êtes pas vraiment stressée par l'horloge biologique. Mais attention, vous n'êtes pas à l'abri que ce désir surgisse subitement ! En attendant, n'hésitez pas à plonger dans ce cahier !

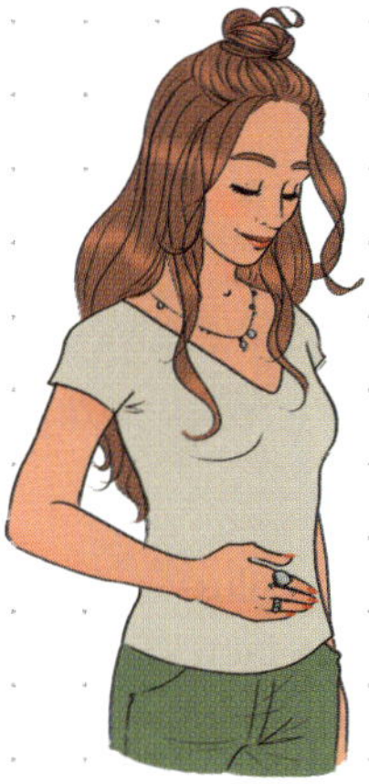

Vous avez entre 21 et 28 points ? *Votre désir de bébé naît doucement, mais sûrement !*

Quand vous voyez un bébé, avouez-le, ça vous fait un petit quelque chose ! Petit à petit, votre envie de maternité pointe son nez. Avoir un bébé, c'est sûr, vous le ferez. Ce qui vous retient de sauter le pas ? Quelques craintes encore, la peur que ce ne soit pas le bon moment (peut-être), de ne pas avoir les conditions optimums pour l'accueillir, voire l'envie de profiter encore un peu de votre vie à deux. C'est tout à fait naturel, et ce n'est qu'une question de temps. Mais qui sait, peut-être que vous finirez par sauter le pas plus rapidement que vous ne le pensez ! Après tout, vous avez acheté ce cahier !

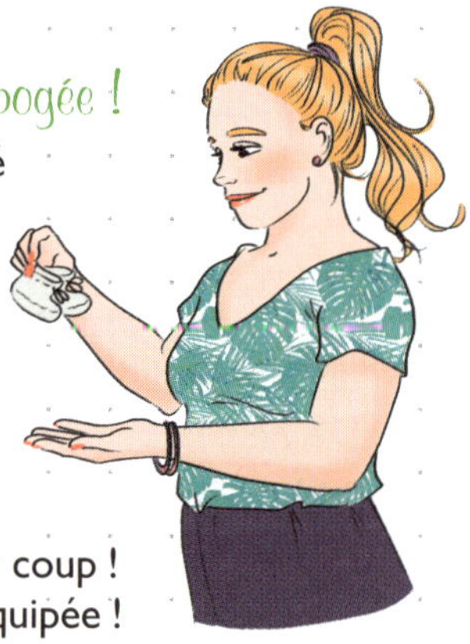

Vous avez entre 29 et 36 points ? *Votre désir de bébé est à son apogée !*

Avouez-le : vous avez déjà acheté un guide de la grossesse et noté quelques idées de prénoms dans un carnet. Quant à l'appli « je détecte mon ovulation », elle est déjà installée sur votre smartphone depuis un moment ! Le moins que l'on puisse dire, c'est que votre désir d'enfant est bel et bien là et assumé ! Et c'est une très bonne chose : après tout, la parentalité est la plus riche des expériences ! Mais attention à ne pas surinvestir votre désir : concevoir un bébé peut prendre du temps et ce n'est pas parce que vous êtes dans les starting-blocks que vous réussirez du premier coup ! Une chose est sûre en tout cas : avec ce cahier, vous serez bien équipée !

CHAPITRE 1

COMMENT ON FAIT LES BÉBÉS ?

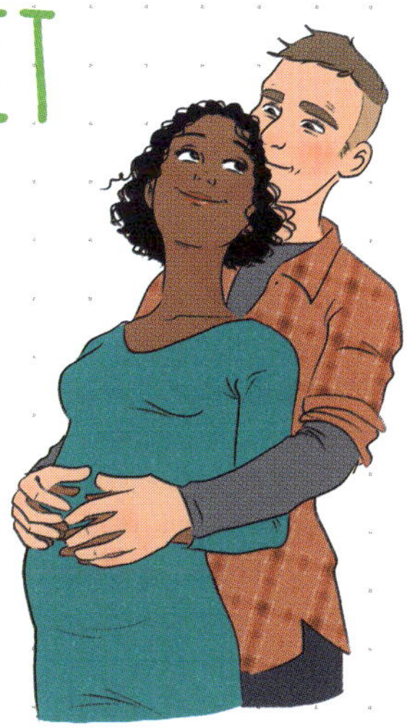

Concevoir un bébé ? Vous connaissez évidemment la marche à suivre. Mais connaître plus en détail les différentes phases du cycle féminin, les secrets de la spermatogenèse et les étapes cruciales de la fécondation peut être bien utile pour mettre toutes les chances de votre côté à l'heure des essais bébé.

Les acteurs (principaux) de mon projet bébé

Pas besoin de vous replonger dans vos cours de biologie : vous le savez, pour faire un bébé, il faut deux appareils reproducteurs bien distincts, le vôtre et le sien... Mais ce n'est pas tout ! Pour fonder (ou agrandir) votre famille, vous aurez aussi besoin de deux cerveaux, de deux gamètes et de toute une flopée d'hormones. Petit récapitulatif en images !

De mon côté...

Mon appareil reproducteur

C'est là que la magie opère :

- Un ovocyte est produit à chaque cycle.
- La fécondation (la rencontre, après l'acte sexuel, entre l'ovocyte et le spermatozoïde) a lieu.
- L'œuf (le futur bébé) s'implante dans l'utérus, où il grandira durant 9 mois.

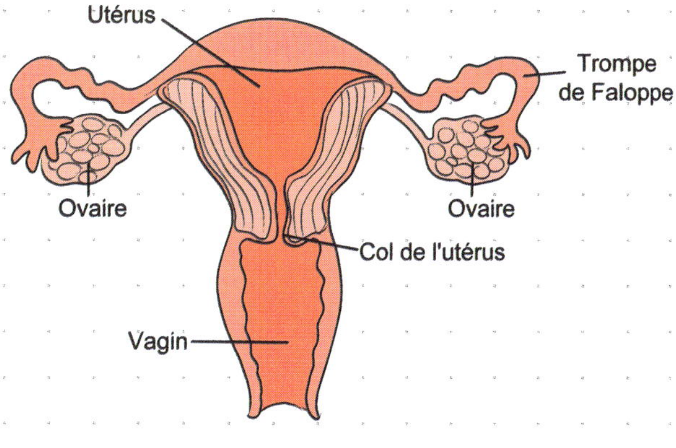

Mon gamète : l'ovocyte

À chaque cycle (voir p. 11), un de vos ovaires expulse un ovocyte, qui contient 23 chromosomes. Soit la moitié du matériel génétique d'un éventuel bébé.

Mon cerveau

Tout est dans la tête ? C'est vrai, ou presque ! Au niveau du cerveau, deux petites glandes jouent un rôle-clef dans la fertilité : l'hypothalamus et l'hypophyse. Ce sont elles qui sécrètent les hormones maîtresses du cycle féminin.

Le saviez-vous ?
En dehors de la grossesse, l'utérus fait à peine quelque 9 cm de hauteur, 3 à 4 cm de largeur et entre 2 et 3 cm d'épaisseur, soit la taille d'une petite orange. À la fin de la grossesse, il peut mesurer jusqu'à 32 cm de long !

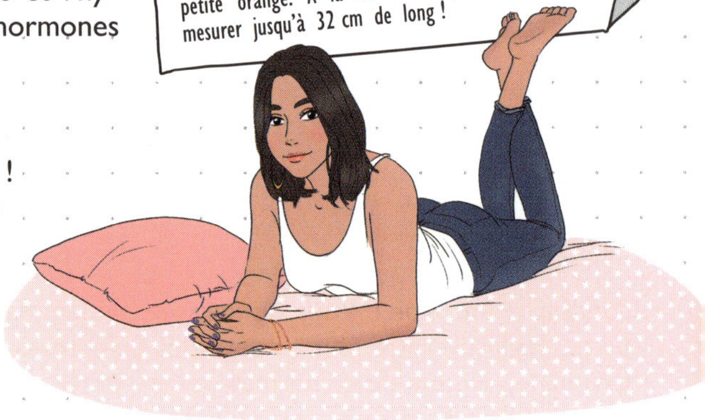

Mes hormones

Attention, ça se complique un peu ! L'hypothalamus produit l'hormone de libération des gonadotrophines hypophysaires (GnRH), qui stimule l'hypophyse, celle-ci sécrétant à son tour deux hormones : l'hormone folliculostimulante (FSH) et l'hormone lutéinisante (LH). La FSH stimule la croissance du follicule ovarien. La LH déclenche l'ovulation. Les ovaires, stimulés par la FSH, sécrètent des œstrogènes et la progestérone pour préparer la muqueuse utérine pour la nidation. Une fois l'œuf implanté, il sécrète la gonadotrophine chorionique (hCG), l'hormone de la grossesse.

... et du sien !

Son appareil reproducteur

C'est dans les testicules que sont produits les spermatozoïdes. Mais tous les autres organes doivent fonctionner correctement pour que cette production soit optimale (voir p. 19) et que les spermatozoïdes soient évacués dans le sperme, lors de l'éjaculation.

Son gamète : le spermatozoïde

C'est la petite graine côté masculin. Son noyau renferme, lui aussi, la moitié de l'A.D.N. du futur bébé.

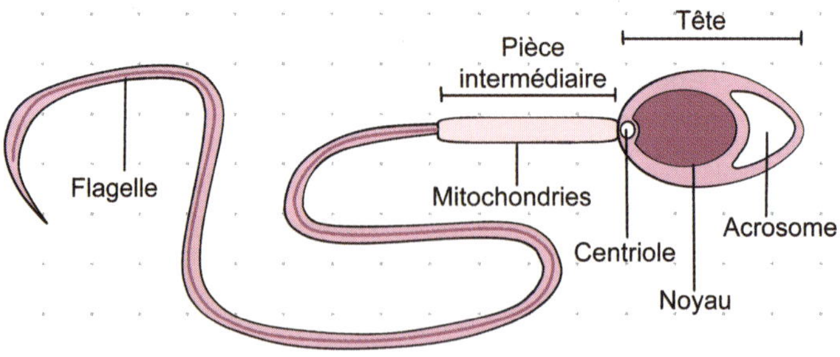

Ses hormones

L'hypothalamus produit l'hormone de libération des gonadotrophines hypophysaires (GnRH). Sous l'effet de la GnRH, l'hypophyse sécrète l'hormone folliculo-stimulante (FSH) et l'hormone lutéinisante (LH). Jusqu'ici, vous suivez ? Puis la LH contrôle la production de testostérone au niveau des testicules, et celle-ci déclenche la spermatogenèse.

Le saviez-vous ?
Un homme produit en moyenne 1 500 spermatozoïdes par seconde. Organes-clés de la fertilité puisqu'ils produisent les spermatozoïdes, les testicules sont aussi une zone fortement érogène.

La timeline de ma fertilité

D'un côté, votre mère vous rappelle, dès qu'elle en a l'occasion, que votre horloge biologique tourne. De l'autre, vous avez envie de prendre encore un peu votre temps… Mais qu'en est-il réellement de votre timing pour faire un bébé ?

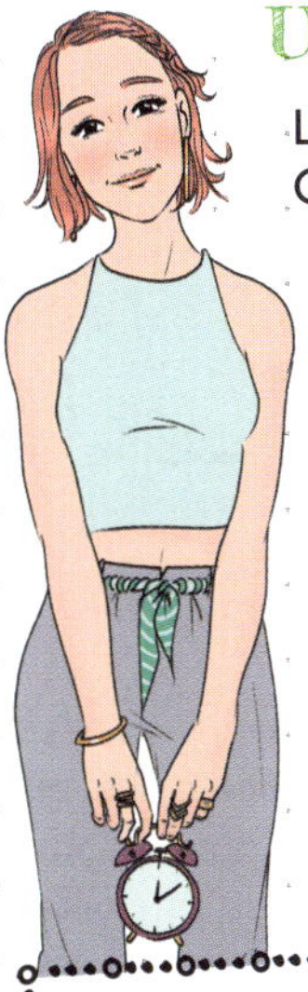

Un stock de follicules dès la naissance

L'ovocyte est le gamète femelle. En gros, il est votre cellule reproductrice. C'est lui qui sera, si toutes les conditions sont remplies et avec un soupçon de chance, fécondé par un spermatozoïde. La formation des ovocytes débute dès la vie in utero. Comme chaque petite fille, vous êtes venue au monde avec un stock d'environ 2 millions de follicules. Un peu comme le capital soleil, vous êtes née avec un capital fertilité. Les follicules sont des petits sacs situés à la périphérie de chaque ovaire et contenant chacun le sésame bébé : un ovocyte. À ce stade, il s'agit de follicules dits « primordiaux ». Très petits (40 à 50 micromètres), les ovocytes se sont arrêtés au tout début de leur évolution. Une grande partie de ces follicules va s'autodétruire au fil des ans. À la puberté, il reste entre 300 000 et 400 000 follicules, vers 20 ans, 100 000. Pas de panique : vous en aurez bien suffisamment pour concevoir un enfant !

Les deux font la paire !
L'ovocyte est une cellule dite « haploïde » : elle contient seulement la moitié du matériel génétique d'un individu, soit 23 chromosomes, dont un chromosome sexuel XY. L'ovocyte attend donc sa moitié – le spermatozoïde et ses 23 chromosomes, dont un chromosome sexuel X ou Y – pour compléter chacune de ses paires. Comme deux pièces d'un puzzle !

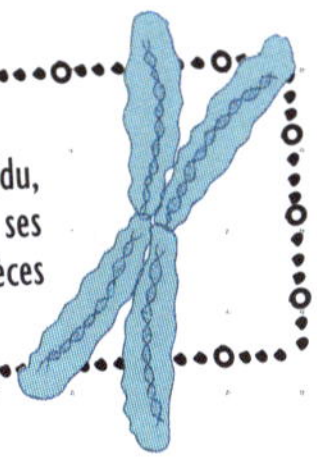

La puberté : c'est parti pour les cycles !

Durant l'enfance, ces follicules restent en dormance. À la puberté, les hormones, et plus précisément les œstrogènes et la progestérone, vont se mettre en ébullition. Les seins pointent, les poils poussent... et les follicules qui attendaient bien au chaud vont être appelés au travail. À chaque cycle, une vingtaine d'entre eux va se réveiller et reprendre sa maturation là où elle s'était arrêtée. Cependant, un seul arrive au bout du processus et est libéré en milieu de cycle : c'est la fameuse (et tant attendue lorsque l'on est en essai-bébé) ovulation. Dans le même temps, quelques centimètres plus loin, l'utérus se prépare à accueillir l'ovocyte du mois. S'il n'a pas été fécondé, les règles surviennent. C'est le début d'un nouveau cycle. Chaque mois, durant une trentaine d'années, le même cycle menstruel recommence (voir p. 11). De la puberté à la ménopause, vous produisez ainsi entre 300 et 400 ovocytes matures, rien que ça !

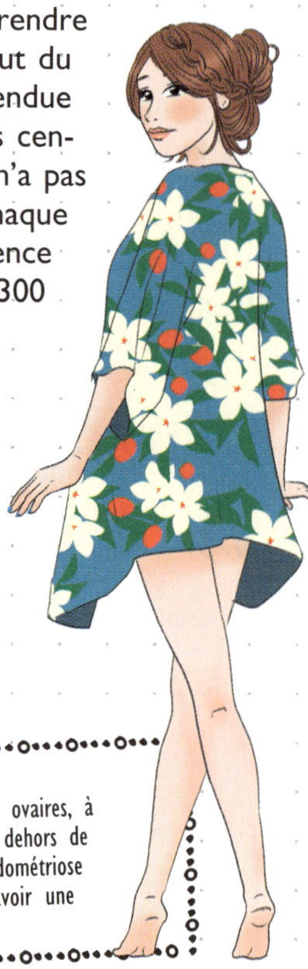

La vingtaine : la fertilité est à son apogée

Physiologiquement, c'est à cet âge que vos chances de grossesse sont à leur maximum. Les cycles sont alors réguliers, l'ovulation est de bonne qualité, les ovocytes ont un bon matériel génétique. À 25 ans, vous avez ainsi 25 % de chances de devenir enceinte à chaque cycle… Si vous faites des câlins au bon moment bien sûr, et si tous les autres feux sont au vert (voir p. 19).

La réserve ovarienne : votre épargne de follicules
La réserve ovarienne, c'est un peu votre livret A de la fertilité. Il s'agit du stock d'ovocytes présents dans vos ovaires, à un instant T. Cette réserve diminue au fil des ans, mais avec de fortes variations d'une femme à l'autre. En dehors de l'âge, d'autres facteurs peuvent altérer cette réserve, comme des antécédents chirurgicaux (kystes ovariens ou endométriose étendue, par exemple). Mais il n'y a pas que la quantité qui compte, il y a aussi la qualité ! On peut avoir une réserve ovarienne basse, mais des ovocytes de (très) bonne qualité.

Après 35 ans : le déclin commence

Avec le temps, le stock de follicules diminue. Logique, puisqu'à chaque cycle vous en « consommez » une petite partie. À 37 ans, il ne reste plus que quelque 25 000 follicules, puis environ 10 000 à 40 ans. Plus problématique, ce stock diminue aussi en qualité. Comme toutes les cellules du corps, les ovocytes vieillissent, et l'A.D.N. des chromosomes qu'ils portent s'altère dans la foulée. Résultat : ils perdent en fécondabilité, et le risque de fausse couche augmente (une grande partie des fausses couches sont dues à des anomalies au niveau des chromosomes). Ce déclin commence dès 30 ans, lentement au début, puis s'accélère après 35 ans. À 30 ans, les chances de tomber enceinte sont de 20 % par cycle ; à 35 ans, elles tombent à 12 % pour encore descendre à 5 % à 40 ans. D'où la fameuse horloge biologique qui tourne, tourne… Mais, là encore, restez zen : ce n'est pas parce que les chiffres ne penchent pas en votre faveur qu'une grossesse n'est pas possible !

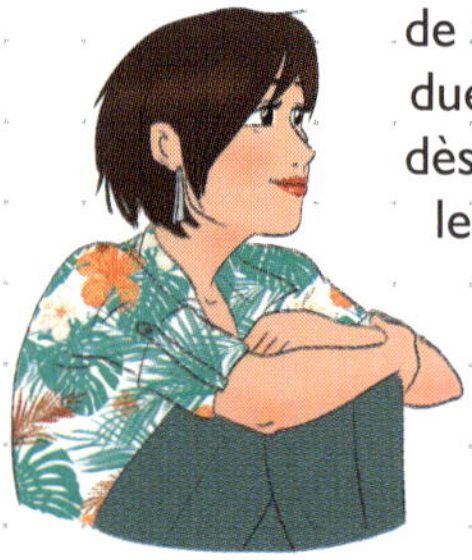

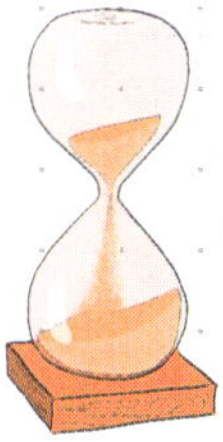

La ménopause : la fin des cycles

La ménopause intervient entre 45 et 55 ans (en moyenne vers 51 ans), mais elle ne survient pas du jour au lendemain (ce serait trop sympa). Elle est précédée de la périménopause, qui peut durer entre deux et quatre ans. Durant cette période, entre autres joyeusetés, les cycles ont tendance à raccourcir (25-26 jours) ou à devenir irréguliers. C'est un premier signe de vieillissement ovarien. Les chances de grossesse diminuent drastiquement… mais elle reste possible ! Quand le stock de follicules s'amenuise, la production de progestérone s'arrête, suivie par celle d'œstrogènes. Il n'y a alors plus de menstruations, et, bien évidemment, plus d'ovulation.

3 étapes pour comprendre mon cycle

Si vous les connaissez sur le bout de vos doigts, vos règles ne sont pourtant que la partie émergée (bien visible et parfois pénible) de votre cycle menstruel. Dans les coulisses de votre intimité se joue un ballet bien rodé. Le clou du spectacle : l'ovulation. Petit rappel pour bien comprendre le déroulé de cette pièce en trois actes.

1. La phase folliculaire : une vingtaine de candidats

Cette phase débute le premier jour des règles et se poursuit jusqu'à l'ovulation, soit de J +1 à J +14 pour un cycle de 28 jours. C'est la phase de « recrutement » des ovocytes. Easy ? Attention, les choses sont parfois plus compliquées qu'il n'y paraît (voir ci-dessous). Sous l'effet de l'hormone folliculostimulante (FSH), plusieurs follicules reprennent leur développement. Mais, au final, il n'y a qu'un seul élu : le follicule dominant. Lui seul poursuit sa maturation sur l'un des ovaires, jusqu'à devenir un follicule mûr de 2 cm environ. Il a remporté la première étape de ce Koh-Lanta de la fertilité. Les autres meurent, purement et simplement. Game over !

À retenir
Un début de cycle correspond au premier jour des règles, et non au dernier.

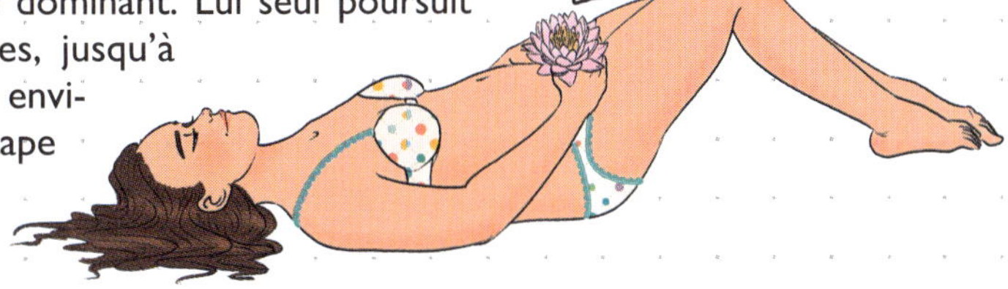

Du côté de l'utérus, ça se prépare aussi…

Au fur et à mesure que le follicule se développe, les cellules de l'ovaire sécrètent de plus en plus d'œstrogènes. Avec, à la clé, différentes modifications :

- **la glaire cervicale,** ce gel visqueux sécrété au niveau du col de l'utérus, s'épaissit. L'objectif : permettre aux spermatozoïdes de passer facilement le col de l'utérus (une des étapes de leur long périple), tout en les nourrissant et en assurant leur survie pendant quelques jours.
- **la muqueuse de l'utérus (endomètre)** se développe en vue d'y accueillir un ovule fécondé.

2. L'ovulation : l'heureux élu est libéré !

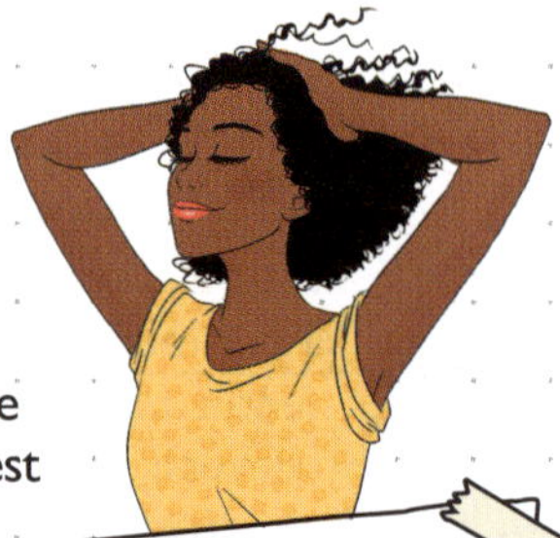

Le taux d'œstrogènes atteint son maximum. Ni une, ni deux, l'hypophyse réagit en déclenchant à fond la sécrétion d'une autre hormone : l'hormone lutéinisante (LH). Sous l'effet de ce pic de LH, le volume du liquide contenu dans le follicule augmente, tant et si bien que sa paroi se rompt… et c'est la libération ! L'ovocyte est expulsé, c'est l'ovulation. À ce stade, l'ovocyte est encore entouré d'une épaisse couche de cellules, et il ne peut pas se déplacer seul. Il va alors être littéralement aspiré par les franges du pavillon de la trompe de Fallope. Là, il va attendre son *date* : un éventuel spermatozoïde qui viendra le féconder. Il peut ainsi patienter 12 à 24 heures. Passé ce délai, l'ovocyte dégénère. Game over à son tour.

Deux follicules élus ? Des jumeaux !
Il arrive qu'au cours de la phase folliculaire deux follicules parviennent à maturité. Si chacun est fécondé par un spermatozoïde, cela donnera des jumeaux dizygotes ou faux jumeaux, car leur matériel génétique provient de deux ovocytes et de deux spermatozoïdes différents.

3. La phase lutéale : un petit nid douillet pour l'œuf

La phase lutéale débute juste après l'ovulation et dure jusqu'à la fin du cycle, c'est-à-dire le premier jour des règles (soit environ 14 jours). Sous l'effet de la LH, les parois du follicule vide s'affaissent, et plein de petits capillaires sanguins s'y développent. Les parois deviennent ce que l'on appelle le corps jaune, qui va jouer, pour la suite des événements, un rôle important. Il sécrète en effet des œstrogènes ainsi que de la progestérone. Celle-ci va renforcer la muqueuse utérine. Véritable nid, elle forme alors une dentelle épaisse. Au vingtième jour du cycle, l'utérus est prêt à recevoir un petit habitant. Deux cas de figure alors :

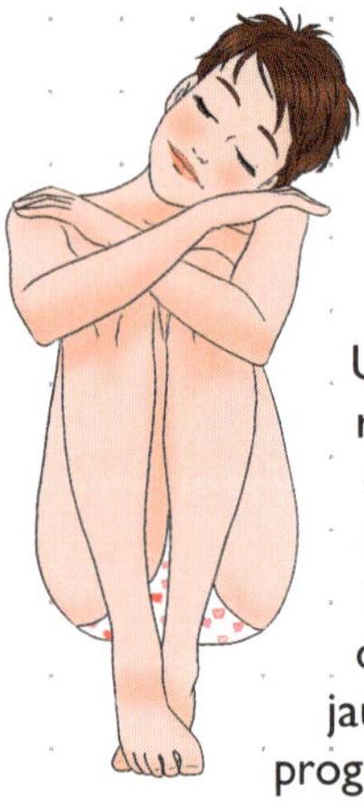

Il y a eu fécondation

Une semaine après la fécondation, l'œuf fait son nid dans la muqueuse utérine. C'est la nidation. Une fois qu'il est bien implanté dans l'utérus, la couche externe de l'œuf sécrète une hormone, la gonadotrophine chorionique (hCG). C'est la fameuse « hormone de la grossesse », sécrétée uniquement chez la femme enceinte. C'est précisément elle que votre test de grossesse va dépister ! L'autre rôle de la hCG : elle maintient le corps jaune en activité pour qu'il continue de sécréter des œstrogènes et de la progestérone, essentiels à la poursuite de la grossesse.

Il n'y a pas eu fécondation

Le corps jaune ne s'implante pas dans la muqueuse. Il va alors s'autodétruire, et ne va donc plus produire d'hormones. Cette chute brutale d'œstrogènes et de progestérone déclenche de petites contractions au niveau de la muqueuse utérine, qui finit par se détacher pour être éliminée. Ce sont les règles ! De nouveaux follicules entrent en maturation pour prendre le relais. Un autre cycle commence.

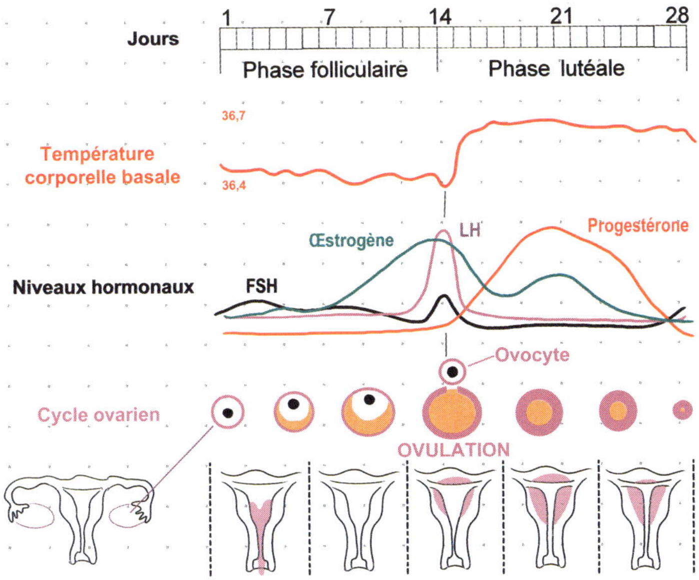

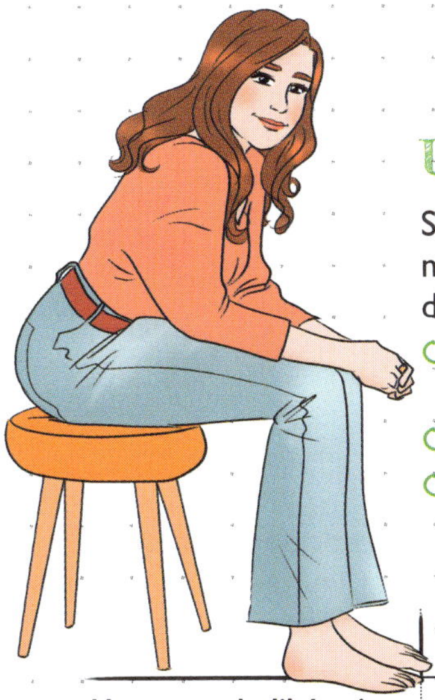

Un petit récap' sur mes amies les hormones ?

Sans elles, pas de cycle. Et sans cycle, pas de bébé ! Plusieurs hormones jouent tour à tour, sur trois étages, un rôle crucial au sein d'une mécanique bien rodée et d'un système de réactions en chaîne :

- l'étage de commande : l'hypothalamus et l'hypophyse (au niveau du cerveau)
- l'étage intermédiaire : les ovaires
- l'étage d'exécution : l'utérus, le vagin

	Par qui est-elle sécrétée ?	Que fait-elle dans le cycle ?
Hormone de libération des gonadotrophines hypophysaires (GnRH)	L'hypothalamus.	Stimule l'hypophyse pour qu'elle sécrète la LH et la FSH.
Hormone folliculostimulante (FSH)	L'hypophyse, sous l'influence de l'hypothalamus.	Stimule la croissance du follicule ovarien durant la phase folliculaire (J +1 à J +14). Stimule les ovaires qui, en réponse, sécrètent des œstrogènes.

	Par qui est-elle sécrétée ?	Que fait-elle dans le cycle ?
Hormone lutéinisante (LH)	L'hypophyse, sous l'influence de l'hypothalamus.	Déclenche l'ovulation (J +14). Transforme l'enveloppe du follicule en corps jaune.
Œstrogènes	Les ovaires, le follicule ovarien, puis le corps jaune.	Prépare la muqueuse utérine pour la nidation. Modifie la glaire cervicale. Informe l'hypophyse de l'état de maturation de l'ovocyte.
Progestérone	Les ovaires et le corps jaune.	Prépare la muqueuse utérine pour la nidation.
Gonadotrophine chorionique (hCG)	Couche externe de l'œuf implanté.	Bloque l'ovulation et empêche la survenue des règles. Maintient le corps jaune en activité pendant 3 mois.

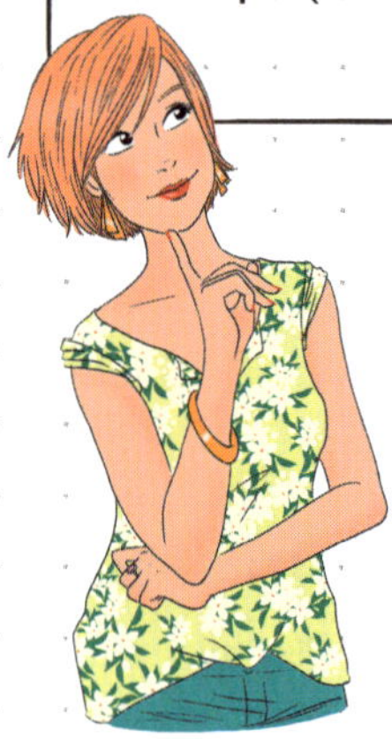

Je comprends enfin la spermatogenèse !

Contrairement à vous qui êtes soumise à des cycles très strictes pour produire seulement un petit ovocyte par mois, votre homme, lui, est une véritable usine à spermatozoïdes. Chaque jour, il en fabrique des milliers. Comment exactement ? À quel rythme ? La production est-elle toujours top qualité ? Répondez à ces quelques questions pour savoir tout, tout sur les gamètes de monsieur !

Côté spermatozoïdes, votre homme est livré avec un stock dès la naissance.

Faux

Les spermatozoïdes sont créés chaque jour par milliers ! Par contre, les testicules contiennent un stock de cellules souches germinales (les cellules à l'origine des gamètes), nommées spermatogonies. Une partie d'entre elles se multiplient à l'identique, ce qui permet de renouveler constamment ce stock. Les autres deviennent, suite à un autre processus de division, des cellules sexuées (spermatocytes) qui donneront par la suite les spermatozoïdes. La spermatogenèse, elle, commence réellement à la puberté, quand l'hypothalamus stimule la production de FSH et de LH. C'est alors que les testicules se mettent en action.

Les spermatozoïdes voient le jour (ou presque) dans les testicules.

Vrai

Véritables usines à spermatozoïdes, ils sont à l'origine des premières étapes de la spermatogenèse. Tout se passe dans les tubules séminifères, de très fins tubes ressemblant à de petites pelotes qui, dépliées, mesurent 30 à 70 cm. Entre les tubules se nichent les cellules de Leydig, des cellules essentielles puisqu'elles fabriquent les hormones mâles, dont la fameuse testostérone indispensable à la spermatogenèse. Les spermatozoïdes finissent ensuite leur maturation dans l'épididyme, un long canal (de 7 mètres !) replié sur lui-même, qui coiffe chaque testicule.

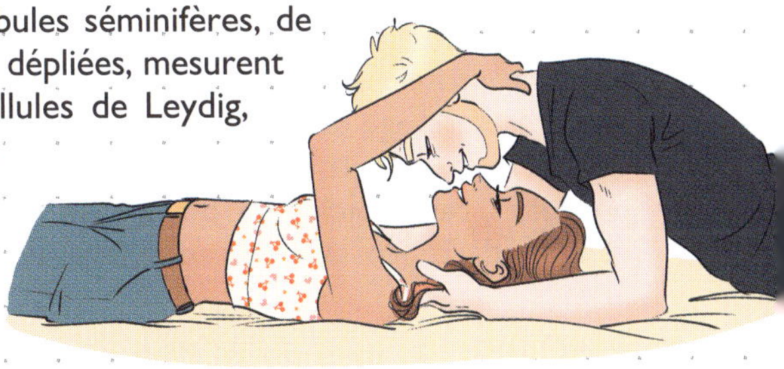

X ou Y ? C'est le spermatozoïde qui décide !

Vrai

Comme l'ovocyte, le spermatozoïde contient 23 chromosomes. Plus précisément 22 chromosomes + 1 chromosome sexuel, X ou Y. L'ovule renferme également 23 chromosomes dont un chromosome sexuel, qui sera pour sa part toujours un X. C'est donc le spermatozoïde qui détermine le sexe du bébé, en fonction du chromosome sexuel qu'il apporte. Si c'est un X : ce sera une fille, si c'est un Y, ce sera un garçon. Quant à savoir s'il est possible d'influencer ce facteur : non ! Aucune technique n'a réellement fait ses preuves !

Il faut 10 jours à un spermatozoïde pour se former.

Faux

L'ensemble de la spermatogenèse dure environ 72 jours, soit deux mois et demi. Mais pas d'inquiétude : sachant que ce processus est continu, il y aura toujours des spermatozoïdes en stock ! Sauf problème de fertilité (ou activité sexuelle très très intense), l'homme est rarement en panne sèche de spermatozoïdes.

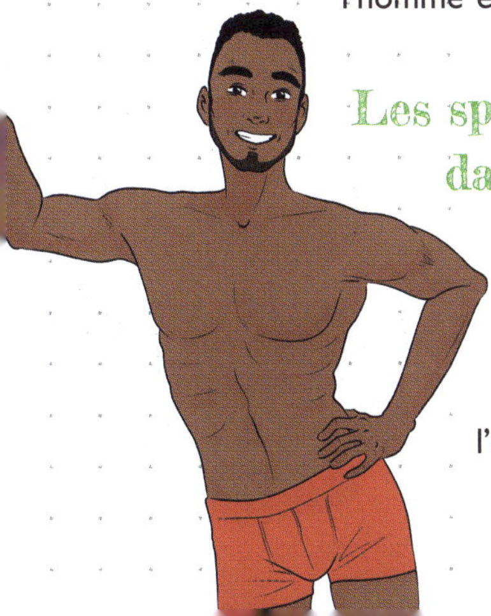

Les spermatozoïdes en attente sont stockés dans les testicules.

Faux

Les spermatozoïdes sont stockés dans l'épididyme, où ils vont finir leur maturation. C'est en effet dans ce long canal que le flagelle se forme. Là, les spermatozoïdes peuvent attendre une trentaine de jours jusqu'à la libération – ou plus exactement, l'éjaculation ! Après, ils sont détruits.

Dans le sperme, on trouve seulement des spermatozoïdes.

Faux

Le sperme contient en moyenne 100 à 120 millions de spermatozoïdes par millilitre. Sachant qu'une éjaculation projette entre 3 et 5 millilitres (ou moins quand il y a plusieurs éjaculations par jour), cela fait donc un petit paquet de spermatozoïdes à chaque câlin. Pourtant, ils représentent seulement 1 % du volume du sperme. Le reste ? Des sécrétions riches en fructose, protéines et autres nutriments qui vont nourrir les spermatozoïdes pendant leur phase de stockage et durant leur long périple jusqu'à l'ovule. Le sperme contient également des sécrétions de la prostate qui vont « activer » les spermatozoïdes et d'autres qui sont produites par l'épididyme ou par les glandes de Cowper (les petites glandes situées en dessous de la prostate) qui sont une sorte de lubrifiant.

Un homme produit des spermatozoïdes... *ad vitam aeternam.*

Vrai

De la puberté à la fin de sa vie, H-24, la machine à spermatozoïdes fonctionne, et l'homme continue de produire des spermatozoïdes. Par contre, leur qualité baisse au fil des années, notamment en termes de mobilité. Celle-ci diminuerait de 12 % de 30 à 50 ans. Par ailleurs, comme celui des ovocytes, le matériel génétique des spermatozoïdes s'altère avec les années, augmentant le risque de fausse couche lorsque le papa a plus de 45 ans. D'autres études ont montré que les enfants nés de père de plus de 45 ans avaient un risque accru de certains troubles, de cancers ou de malformations congénitales, même si cela reste rare.

Pour la spermatogenèse, il faut une température de 37 °C.

Faux

Pour que les spermatozoïdes soient au top, niveau quantité et qualité, la spermatogenèse doit se dérouler à une température d'environ 35 °C. Ce n'est donc pas pour faire joli que les testicules sont situés à l'extérieur du corps, mais bien pour qu'ils soient un peu plus au frais que le corps qui, lui, est à 37 °C environ. Aussi, une chaleur excessive peut nuire au processus de spermatogenèse. Inutile cependant de dégainer le thermomètre dès qu'il fait froid ! La peau du scrotum se contracte (comme le pénis) pour faire remonter les testicules près du corps et ainsi les réchauffer.

Concevoir un bébé ? La bonne rencontre, au bon moment

Pour concevoir un bébé, il faut déjà être deux. Ensuite, il faut des rapports sexuels, évidemment. Mais, là encore, cela ne suffit pas : les bons acteurs doivent se rencontrer au bon endroit, au bon moment. Et ce n'est pas tout : il faut que ça matche ! Bref, ça peut être plus compliqué qu'il n'y paraît !

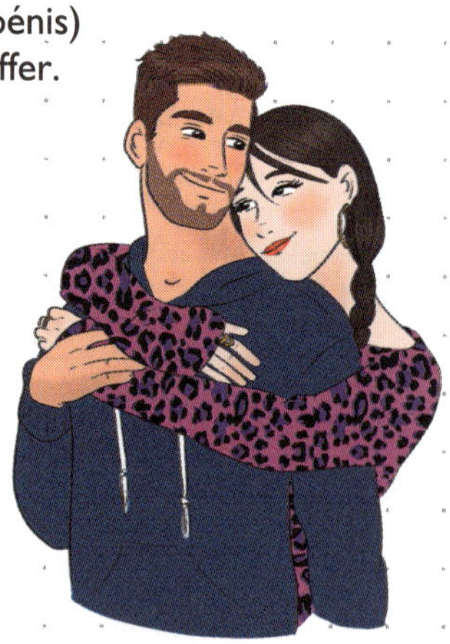

Une fenêtre de tir très limitée

Pour qu'il y ait fécondation, il faut un gamète femelle d'un côté (l'ovocyte) et un gamète mâle de l'autre (un spermatozoïde). Or l'ovocyte sait se faire désirer : il répond seulement présent au moment de l'ovulation, soit à J +14 en moyenne ! Sa DLU (date limite d'utilisation) est, de plus, très courte : l'ovocyte n'est fécondable que dans les 12 à 24 heures après l'ovulation. Autant dire que cela réduit drastiquement votre fenêtre de fertilité. Heureusement, un autre facteur vient l'allonger un peu : la durée de vie du spermatozoïde. Après un câlin, un spermatozoïde peut en effet survivre trois à cinq jours (pour les plus valeureux) dans son petit coin douillet.

Le tip qu'il vous faut

Certes, en tant que femme, vous n'êtes « fécondable » que quelques jours par mois. Mais pour optimiser vos chances d'avoir un bébé, n'hésitez pas à avoir des rapports juste avant votre ovulation (2 à 3 jours), plutôt qu'après !

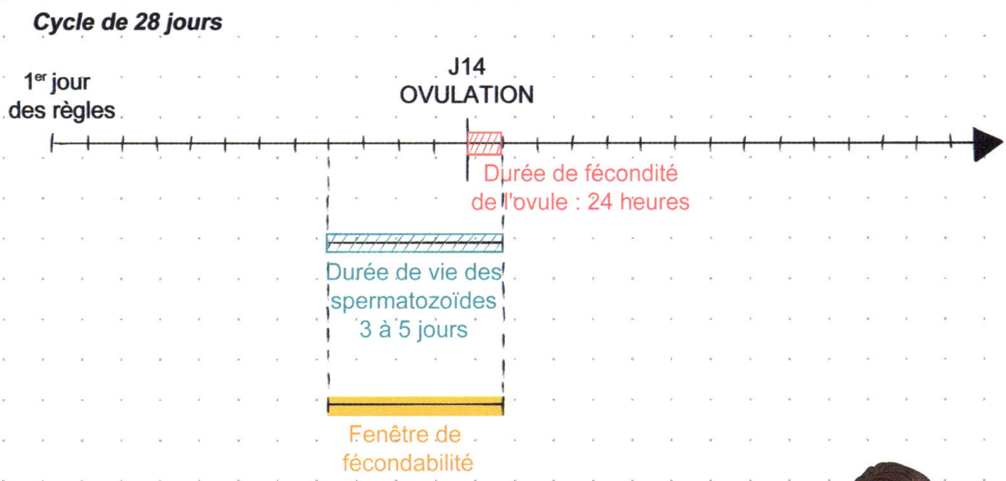

De l'éjaculation à la nidation : une feuille de route complexe !

Grâce à ce bon timing, vous aurez d'un côté l'ovocyte (le vôtre, qui n'attend qu'à être fécondé), de l'autre des spermatozoïdes (les siens, qui n'attendent qu'à féconder). Mais encore faut-il qu'ils se rencontrent ! Et pour y arriver, le parcours est semé d'embûches…

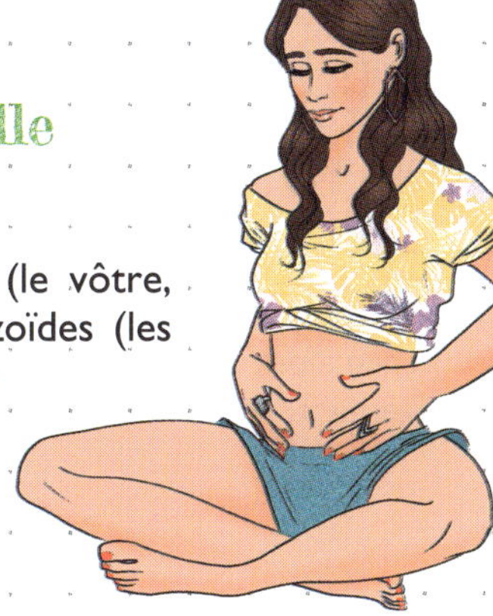

Obstacle n° 1 : Le passage du col de l'utérus

Lors du rapport sexuel, des millions de spermatozoïdes sont éjaculés dans le vagin. Ils le remontent en direction du col de l'utérus, dont l'entrée est protégée par la glaire cervicale qui joue un rôle de filtre. Seuls les spermatozoïdes bien formés et mobiles vont pouvoir la franchir. Résultat : après ce premier tri, les faibles sont out !

Étape (plus cool) n° 2 : Le transit dans l'utérus

Après avoir passé le col de l'utérus, les spermatozoïdes poursuivent leur chemin via l'utérus, un environnement beaucoup moins hostile. Durant ce transit, ils acquièrent leur pouvoir fécondant et deviennent aussi beaucoup plus rapides.

Galère n° 3 : La remontée de la trompe

Une fois l'utérus traversé, les spermatozoïdes arrivent dans la trompe de Fallope qu'ils doivent remonter jusqu'aux deux tiers environ. À ce stade de la course, ils ne sont plus que 100 à 200. L'étau se resserre…

Bataille n° 4 : La dissolution de l'armure de l'ovocyte

Les spermatozoïdes se rapprochent de l'ovocyte, avant que quelques courageux ne passent à l'abordage. Mais, protégé par une solide enveloppe, l'ovocyte ne se laisse pas si facilement pénétrer ! L'acrosome (qui se situe dans la tête du spermatozoïde) libère alors des enzymes pour « dissoudre » cette armure. Un seul spermatozoïde y parviendra. C'est le grand gagnant de la battle du moment !

Victoire n° 1 : La fusion !

Une fois dans l'ovule, le noyau du spermatozoïde grossit. Le noyau de l'ovule fait de même, jusqu'à ce que les deux se rejoignent. Bim : ils fusionnent ! Ainsi naît le zygote, la toute première cellule de l'embryon.

Un œuf qui se divise : bravo, ce sont des jumeaux !
Parfois, l'œuf se scinde en deux lors de la première division cellulaire. Ce seront alors de vrais jumeaux (monozygotes), qui posséderont le même patrimoine génétique.

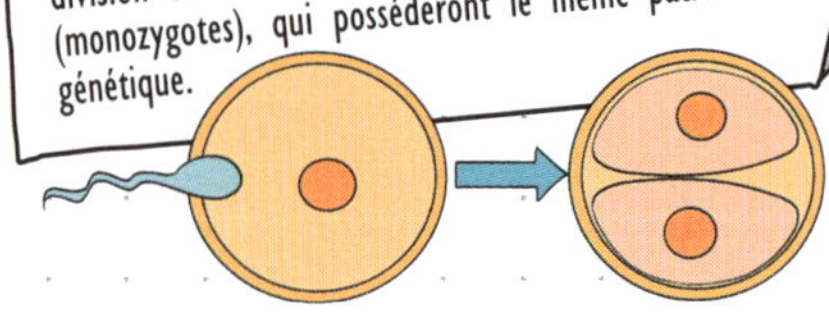

Victoire n° 2 : La segmentation et la migration vers l'utérus

Rapidement, la cellule se divise en 2, puis en 4, 8, 16 cellules, 60 heures seulement après la fécondation. Tout en se divisant, l'œuf refait le trajet inverse du spermatozoïde pour retourner dans l'utérus.

Victoire n° 3 : La nidation

Après 6 à 7 jours de voyage, l'œuf arrive dans l'utérus, où il va flotter quelques jours. Commence alors la nidation. L'œuf s'accroche à l'endomètre, y creuse une cavité et s'y enfouit complètement. Au treizième jour, l'œuf a fait son nid, la grossesse a bel et bien commencé.

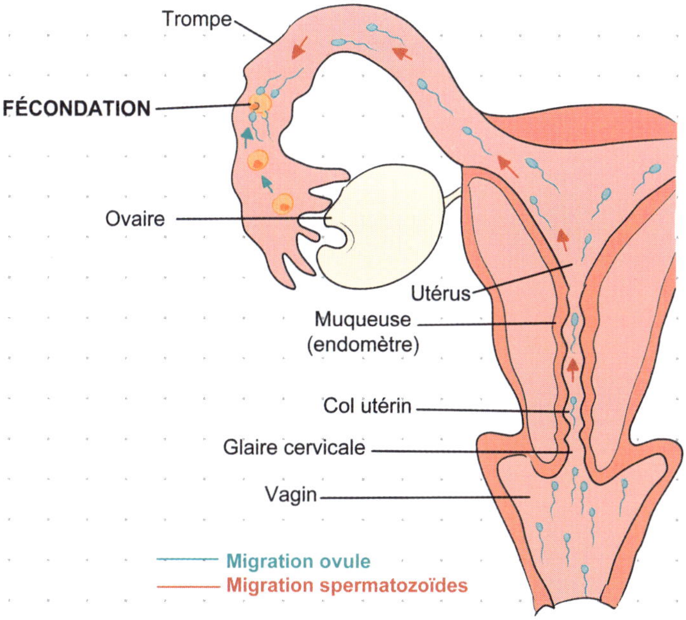

La fécondation ? Une équation à plusieurs inconnues

Ce n'est pas parce que vous avez eu un rapport sexuel au bon moment que vos chances de conception sont de 100 %, même si vous êtes dans la fleur de l'âge. Le hic : en matière de fécondation, il n'y a pas que le timing qui compte, il y a aussi pleins de facteurs parfois un peu mystérieux, à commencer par…

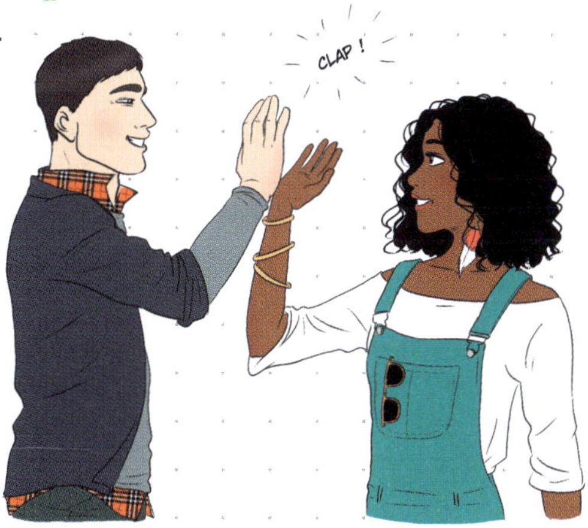

Des spermatozoïdes de compet'

Les spermatozoïdes doivent être présents en quantité suffisante et, surtout, être de bonne qualité : avoir la bonne morphologie, être bien mobiles et porter un matériel génétique intact.

Ce qui peut poser problème

Toute une série de grandes et petites choses pas vraiment bonnes pour la santé de votre moitié et qui, en plus, peuvent altérer la spermatogenèse : le tabagisme, l'alcool, la sédentarité, la chaleur, certaines substances toxiques (les pesticides par exemple, voir p. 78 et suivantes).

La priorité n° 1 de votre moitié

Arrêter de fumer (le cas échéant) et manger un peu plus de fruits et légumes (et non, les pommes de terre ne sont pas des légumes !). C'est un bon début pour donner un petit coup de pouce à la spermatogenèse.

Un ovocyte, déjà !

Sans lui, pas de fécondation possible ! Or l'ovocyte ne répond présent que quelques jours par mois, avec plus ou moins de ponctualité. Sans compter que, certains mois, il peut zapper purement et simplement le rendez-vous, car de nombreux facteurs peuvent jouer sur l'ovulation.

Ce qui peut poser problème

Un problème hormonal qui peut entraîner des troubles de l'ovulation, un syndrome des ovaires polykystiques (SOPK, voir p. 84), une endométriose (voir p. 85)…

Votre priorité n° 1

Faire une courbe de température (p. 48) ou investir dans des tests de fécondation (p. 49) permet de faire d'une pierre deux coups : 1. vérifier que l'ovulation a bel et bien lieu à chaque cycle ; 2. optimiser votre fenêtre de fertilité avec des câlins bien programmés.

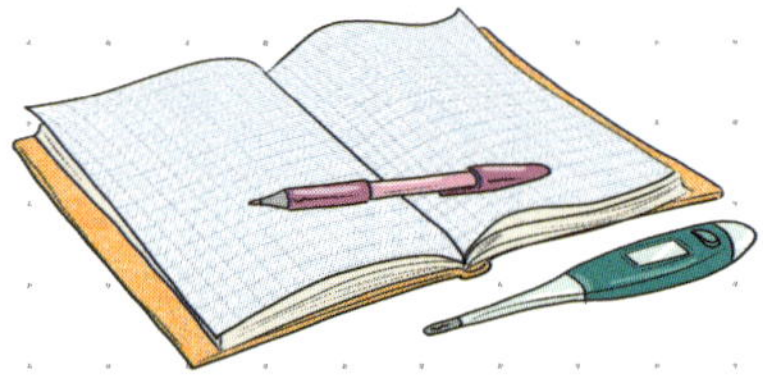

Une glaire cervicale pro-spermato

À l'approche de l'ovulation, la glaire cervicale, ce gel sécrété par le col de l'utérus, augmente en quantité et devient plus fluide et filante. Le jour de l'ovulation, soit 14 jours après le premier jour des règles précédentes, sa texture est comparable à celle d'un blanc d'œuf, parfaite pour laisser passer les spermatozoïdes, tout en filtrant les moins vaillants.

Ce qui peut poser problème

Il arrive que la glaire manque un peu, suite à un déficit en œstrogènes (un bilan hormonal par prise de sang permettra de le vérifier), ou qu'elle contienne des anticorps dirigés contre les spermatozoïdes (il existe des tests spécifiques pour les détecter). Mais heureusement, cela reste très rare.

Votre priorité n° 1

Rien de particulier à faire ici, si ce n'est observer ! L'évolution de la glaire cervicale peut vous donner une première indication du moment de l'ovulation. Il y a d'ailleurs une méthode de régulation naturelle des naissances (la méthode Billings), basée sur ce principe. Mais attention, rien ne vaut un test d'ovulation !

Des trompes en bon état

Les trompes doivent laisser passer les spermatozoïdes pour qu'ils rejoignent l'ovocyte, puis laisser ensuite redescendre l'œuf fécondé vers l'utérus.

Ce qui peut poser problème

La ou les trompes peuvent être abîmées ou obstruées suite à une infection sexuellement transmissible (l'infection à chlamydia particulièrement) ou à une intervention chirurgicale (après une grossesse extra-utérine par exemple).

Votre priorité n° 1

Faire régulièrement des check-up chez votre gynéco, pour traiter toute IST au plus vite.

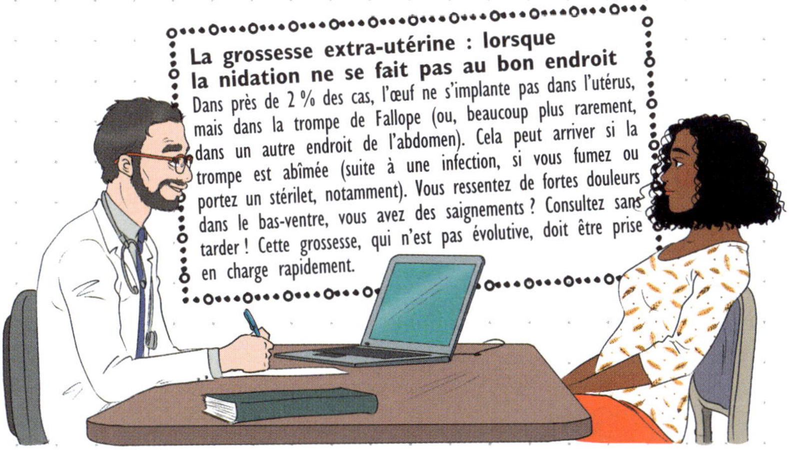

La grossesse extra-utérine : lorsque la nidation ne se fait pas au bon endroit

Dans près de 2 % des cas, l'œuf ne s'implante pas dans l'utérus, mais dans la trompe de Fallope (ou, beaucoup plus rarement, dans un autre endroit de l'abdomen). Cela peut arriver si la trompe est abîmée (suite à une infection, si vous fumez ou portez un stérilet, notamment). Vous ressentez de fortes douleurs dans le bas-ventre, vous avez des saignements ? Consultez sans tarder ! Cette grossesse, qui n'est pas évolutive, doit être prise en charge rapidement.

Le bon match ovocyte-spermatozoïde

Entre l'ovocyte et le spermatozoïde, c'est comme dans le couple : il faut qu'il y ait une alchimie ! Et c'est prouvé : selon une étude de 2020 publiée dans une revue médicale anglaise reconnue (*Proceedings of the Royal Society B.*), l'ovocyte exerce en effet une sorte de sélection naturelle vis-à-vis des spermatozoïdes, en libérant des molécules chimioattractantes : tel un aimant, ces molécules vont attirer certains spermatozoïdes, mais pas d'autres. Moins romantique : l'étude a aussi démontré que cette alchimie n'avait rien à voir avec l'amour, puisque les spermatozoïdes préférés des ovules ne sont pas forcément ceux du partenaire amoureux… L'ovocyte et le spermatozoïde doivent ensuite s'amarrer. Un peu comme une clef pour une serrure, ils possèdent chacun des protéines spécifiques qui vont leur permettre de fusionner.

Un utérus accueillant

Une fois l'œuf fécondé et parvenu dans l'utérus, il doit solidement s'implanter dans la muqueuse utérine. Celle-ci doit donc être accueillante et l'utérus bien formé.

Ce qui peut poser problème

Un fibrome ; une tumeur bénigne du muscle utérin qui peut, dans certains cas, gêner l'implantation de l'embryon ; ou une endométriose, formant des lésions dans l'utérus. On parle alors d'adénomyose.

Votre priorité n° 1

Une petite visite préconceptionnelle permettra de vérifier que tout va bien de ce côté.

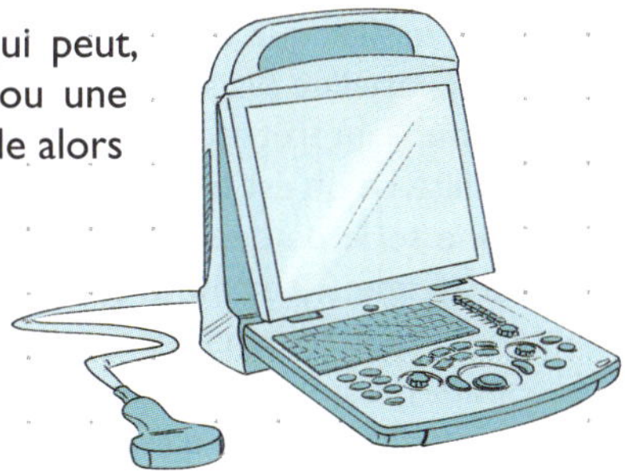

Chapitre 2

Je prépare le terrain avant bébé

Quand vous pensez à un bébé, vous imaginez tout de suite la petite chambre à décorer, le prénom à trouver, le trousseau à confectionner... Mais avant tous ces préparatifs, il en est un plus urgent et important : préparer votre corps qui va créer la vie, puis la porter durant neuf mois. Rien que pour ça, il mérite un peu d'attention !

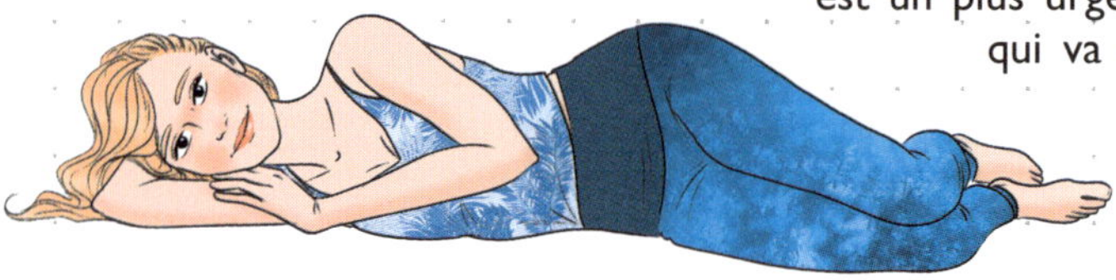

Le check-up avant de nous lancer

Avant de remiser votre plaquette de pilule au placard et de donner le coup d'envoi des « essais bébé », le passage par la case gynéco est fortement conseillé pour que vous deveniez enceinte rapidement, et que la grossesse se déroule au mieux pour vous et votre bébé.

Je booke une consultation préconceptionnelle

Une consultation préconceptionnelle ? Pour quoi faire ?

Porter un enfant ? Rien de plus naturel ! Reste que la grossesse met le corps de la femme à rude épreuve. Cœur, poumons, réseau sanguin, système immunitaire, articulations, etc. : tous vont être fortement sollicités pour faire pousser un petit être ex nihilo. Un check-up santé est donc plus que recommandé histoire de vérifier que tout est O.K. et éviter quelques déconvenues une fois la grossesse installée (vaccins en retard, problèmes gynéco non traités, etc.). C'est là tout l'intérêt de la consultation préconceptionnelle, qui est à votre fertilité ce qu'est le contrôle technique à votre voiture. L'objectif : réaliser une série de dépistages, relever certains facteurs de risque (surpoids, tabagisme…) et mettre en place des mesures pour les corriger, détecter d'éventuelles carences nutritionnelles, faire le point sur vos antécédents médicaux, gynéco et familiaux afin d'anticiper l'apparition d'une éventuelle maladie qui pourrait venir compliquer les choses durant votre grossesse.

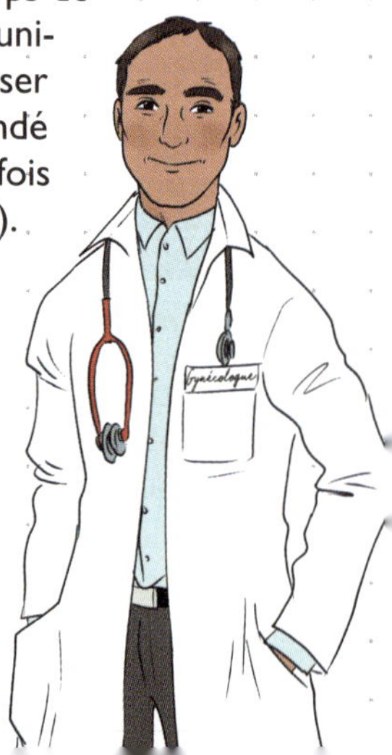

C'est obligatoire si…

Vous avez une pathologie au long cours (maladie cardiaque, épilepsie, diabète, hypertension…). Vous le savez sûrement, mais il est primordial d'évaluer les éventuelles conséquences de la maladie sur une grossesse, et inversement, celle de la grossesse sur votre maladie. Et prendre quelques précautions le cas échéant, voire adapter votre traitement : certains médicaments sont en effet contre-indiqués en période de conception et/ou durant la grossesse.

Vite, je prends rendez-vous !
La visite préconceptionnelle est recommandée pour toutes les femmes, sans exception. Mais elle l'est encore plus si vous cochez une de ses cases (et a fortiori plusieurs) :

- une maladie chronique (diabète, asthme, hypertension, épilepsie)
- des antécédents de thrombose
- un problème de thyroïde
- une maladie auto-immune (lupus par exemple)
- des troubles psychiatriques (dépression, trouble bipolaire)
- des complications sur une grossesse précédente (fausses couches à répétition, fausse couche tardive, accouchement prématuré), césarienne, prééclampsie
- plus de 40 ans

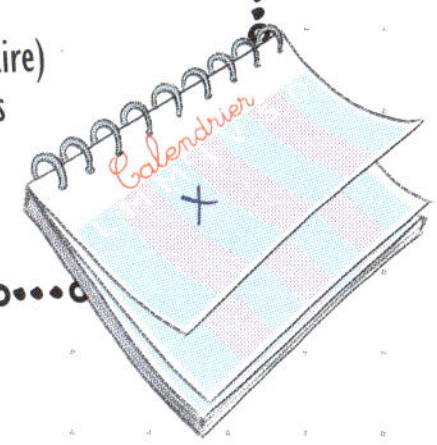

C'est où et quand ?

Dès que le désir d'enfant pointe, et idéalement avant d'arrêter votre contraception. Vous pouvez faire cette visite auprès de votre gynécologue, de votre médecin traitant ou d'une sage-femme.

Comment ça se passe ?

Comme pour le contrôle technique de votre voiture, votre « contrôle préconceptionnel » comporte une liste de points à checker :

- **vos antécédents médicaux** (maladies au long cours, opérations chirurgicales, traitements en cours, allergies…), mais aussi des troubles bénins qui pourraient s'avérer problématiques durant la grossesse. Par exemple, des migraines récidivantes qui pourraient devenir difficiles à traiter durant la grossesse, car certains antimigraineux sont tératogènes (c'est-à-dire qu'ils entraînent un risque chez le fœtus). Une autre piste : des jambes lourdes ou des varices, signes d'une insuffisance veineuse qui pourrait s'aggraver durant la grossesse, et nécessiter quelques précautions.
- **votre historique gynéco** : mode de contraception, régularité des cycles, interventions chirurgicales, infections sexuellement transmissibles, fausses couches…
- **vos antécédents familiaux**, que ce soit de votre côté ou de celui de monsieur. C'est le moment de faire votre petite enquête auprès de votre famille : y a-t-il des maladies héréditaires, génétiques ? Des cancers ? Dans certaines situations, un conseil génétique sera recommandé (c'est rare, mais mieux vaut le vérifier).

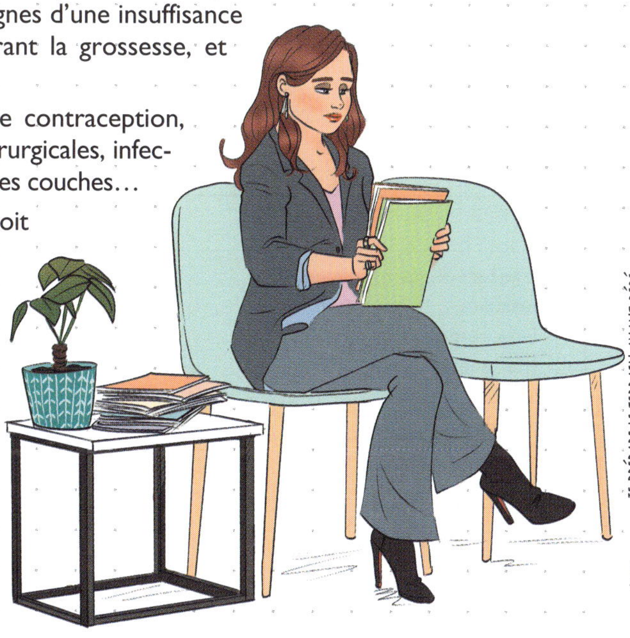

- votre bilan clinique général : taille, poids, tension artérielle, écoute du cœur et des poumons, vous serez contrôlée sous toutes les coutures.
- **votre bilan gynécologique** avec palpation des seins et de l'utérus, toucher vaginal.
- **votre mode de vie**, vos éventuelles (mauvaises) habitudes. On vous donnera des conseils hygiéno-diététiques. Si vous fumez, c'est le moment d'en parler, votre praticien pourra vous guider sur les différentes aides pour arrêter (voir p. 57).

Ma check-list des examens à prévoir

Vous ressortirez de cette consultation avec une prescription pour différents examens :

- **une prise de sang** pour effectuer des sérologies, c'est-à-dire vérifier si vous avez développé des anticorps contre une maladie (en la contractant ou en étant vaccinée contre). Au programme : rubéole, toxoplasmose, hépatite B, C, syphilis et V.I.H.
- **un frottis** si le dernier date un peu. Pour rappel, le frottis c'est tous les 3 ans, entre 25 et 30 ans, après deux frottis normaux réalisés à un an d'intervalle.
- **un test H.P.V.** (réalisé sur le frottis) pour détecter le papillomavirus humain, ce (satané) virus responsable de la grande majorité des cancers du col de l'utérus. Les recommandations ont récemment changé : avant la trentaine, on reste sur le frottis classique. Après 30 ans, on passe au test H.P.V., à réaliser 3 ans après le dernier frottis normal, puis tous les 5 ans.
- **éventuellement une échographie mammaire**, si une grosseur est détectée à la palpation des seins. Pas de panique : c'est pour être certain que c'est bénin.

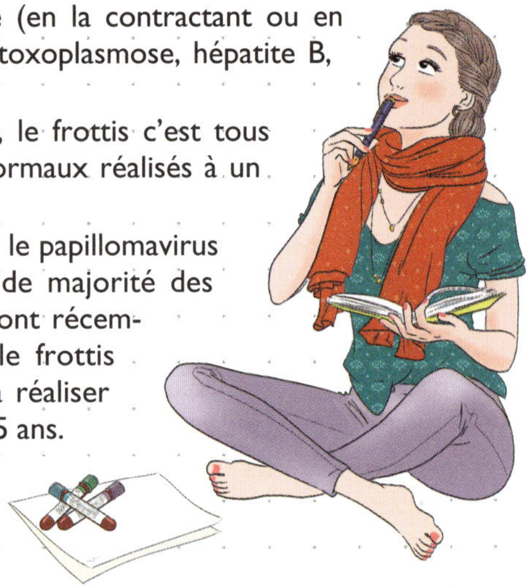

L'outil qu'il vous faut : un tableau des antécédents familiaux

Pour éviter de vous retrouver bouche bée face aux questions de votre praticien, potassez votre entretien préconceptionnel en remplissant ce petit tableau. L'occasion de mener votre petite enquête familiale, mais aussi de faire un peu de rangement dans vos documents de santé.

MOI	LUI
Mes antécédents médicaux ○ maladies ○ interventions chirurgicales ○ traitements ○ autres	**Ses antécédents médicaux** ○ maladies ○ interventions chirurgicales ○ traitements ○ autres

MOI	LUI
Mon historique gynéco ○ cycles (régularité, durée, douleurs…) ○ contraception ○ dernier frottis/test H.P.V. ○ I.S.T. ou M.S.T. ○ grossesses/fausses couches/grossesses extra-utérines interventions chirurgicales (ablation de kystes, conisation en cas d'anomalie du col de l'utérus…) ○ autres	
Mes antécédents familiaux ○ maladies génétiques/héréditaires connues ○ autres maladies	**Ses antécédents familiaux** ○ maladie génétique/héréditaire connue ○ autres maladies
Mon hygiène de vie ○ tabagisme ○ alcool ○ drogue ○ travail ○ stress ○ autre	**Son hygiène de vie** ○ tabagisme ○ alcool ○ drogue ○ travail ○ stress ○ autre

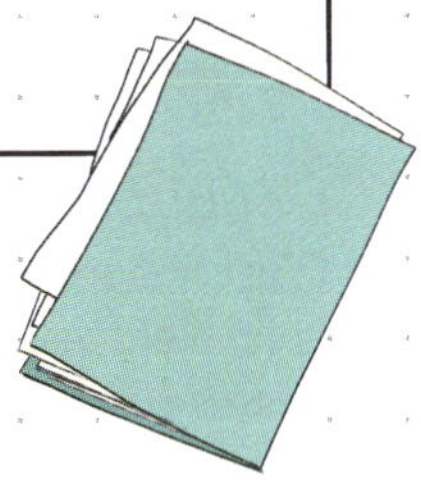

Ma check-list préconsultation : les documents à apporter

○ Mon carnet de santé et/ou mon carnet de vaccination
○ Les résultats de mon dernier bilan sanguin
○ Les résultats de mon dernier frottis/test H.P.V.
○ Les comptes-rendus opératoires de mes interventions (le cas échéant)
○ La prescription de mes traitements en cours (idem)
○ Le tableau ci-dessus complété
○ Une liste de mes éventuelles questions

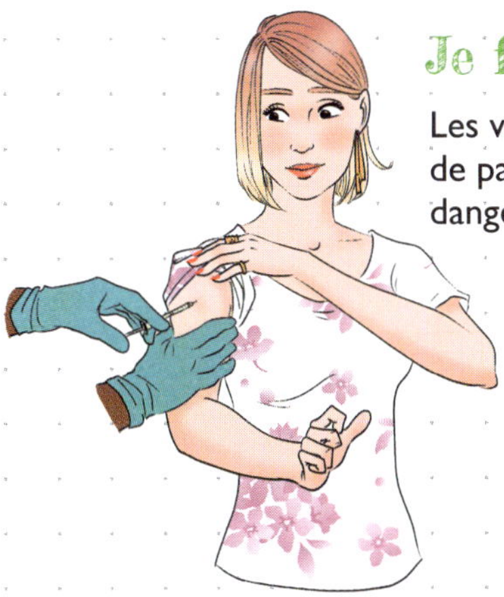

Je fais le point sur mes vaccins

Les vaccins, ce n'est pas seulement pour les bambins (et les périodes de pandémie) ! Durant la grossesse, certaines maladies peuvent être dangereuses pour la future maman, et surtout pour son bébé, avec des conséquences parfois très graves. C'est le cas notamment de la rubéole et de la varicelle.

Avant de vous lancer dans votre projet bébé, voyez s'il y a des rappels à effectuer :

Le vaccin ROR (rougeole, oreillons, rubéole)

Si votre sérologie est négative, vous devrez vous faire vacciner avant votre grossesse. Important : un délai d'au moins deux mois est nécessaire entre la vaccination et le début d'une grossesse. Il faudra donc bien vous protéger durant ce laps de temps… Patience, c'est pour le bien de votre futur bébé !

Le vaccin contre la coqueluche

Là, il s'agit surtout d'épargner votre petite merveille une fois née, car c'est une maladie très dangereuse chez le nourrisson. C'est la stratégie dite de cocooning : on vaccine l'entourage… pour protéger le nouveau-né, le temps qu'il soit à son tour vacciné. Si vous n'avez jamais été vaccinée, vous devrez recevoir une dose de dTcaPolio (vaccin combiné diphtérie, tétanos, coqueluche et poliomyélite). Idem si vous avez moins de 25 ans et avez été vaccinée il y a plus de 5 ans, ou si vous avez plus de 25 ans et vaccinée il y a plus de 10 ans. Idéalement, l'entourage aussi (papa, mais aussi grands-parents, oncles et tantes) devrait faire le point sur ce vaccin.

Le vaccin contre la varicelle

Si vous n'avez pas souvenir d'avoir eu la varicelle (au besoin, une sérologie le confirmera), la vaccination est conseillée à raison de deux doses de vaccin, en respectant un mois avant une grossesse.

L'outil qu'il me faut : mon tableau de vaccination

C'est l'heure de ressortir votre carnet de santé afin de vérifier si vous êtes bien majeure… et vaccinée ! Impossible de remettre la main dessus ? Pas de panique, la prise de sang permettra de vérifier, avec une sérologie, votre statut immunitaire vis-à-vis de ces maladies.

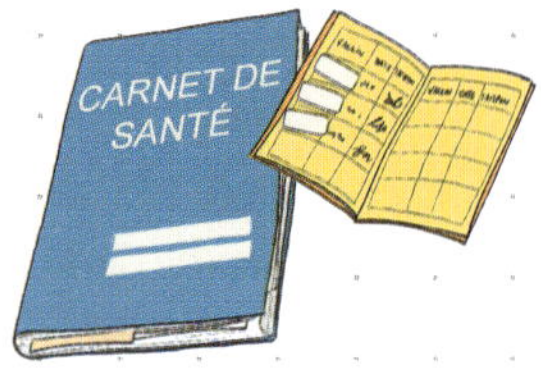

	DATE DU DERNIER RAPPEL	MALADIE/SÉROLOGIE	MES VACCINS À PROGRAMMER
Rougeole, oreillon, rubéole (ROR)			1 dose Délai avant grossesse :
Diphtérie, tétanos, coqueluche, poliomyélite (dTcaPolio)			1 dose
Varicelle		Oui / non	Dose 1 Dose 2 Délai avant grossesse :

Et les autres vaccins alors ?
Dans certaines situations, d'autres vaccins peuvent être recommandés avant la grossesse : celui contre le méningocoque C si vous n'avez jamais été vaccinée et si vous avez moins de 24 ans, le vaccin contre l'hépatite B si vous voyagez dans des zones à risques comme certains pays d'Asie, d'Afrique ou d'Amérique du Sud notamment.

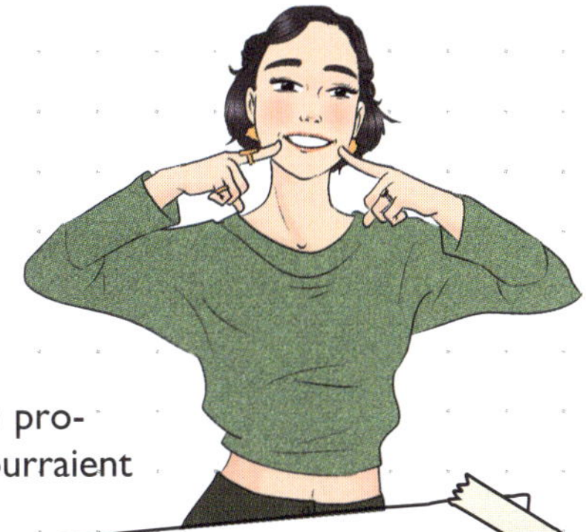

La bonne idée : le bilan dentaire

Dent et bébé ? A priori, on ne voit pas trop le rapport. Et pourtant, il existe ! Sous l'effet des hormones de la grossesse, vos gencives seront très sensibles et sujettes à un risque de gingivite (une inflammation de la gencive) assez désagréable. Une étude suggère même que certains problèmes bucco-dentaires, comme la gingivite ou un abcès, pourraient avoir un impact sur la fertilité. Mieux vaut donc partir sur de bonnes bases avec un détartrage en bonne et due forme avant la grossesse. Cette visite sera également l'occasion de soigner une éventuelle carie, même s'il est toujours possible de le faire en cours de grossesse.

Pour info, la Sécurité sociale propose une visite gratuite chez le dentiste en cours de grossesse pour vérifier que tout va bien.

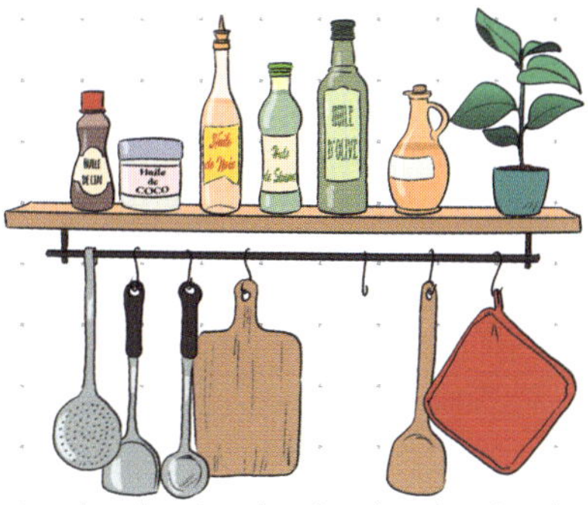

Mon programme pour une alimentation spéciale fertilité !

La fertilité se joue certes sous la couette, mais aussi dans l'assiette. L'alimentation fournit en effet l'engrais indispensable pour avoir un terrain bien fertile, mais aussi des pousses vigoureuses. Comprenez : un beau bébé en bonne santé. Tour d'horizon des bons réflexes à cultiver pour booster votre fertilité.

Glucides : je mise sur des aliments à IG bas

Pourquoi c'est bon pour la fertilité ?

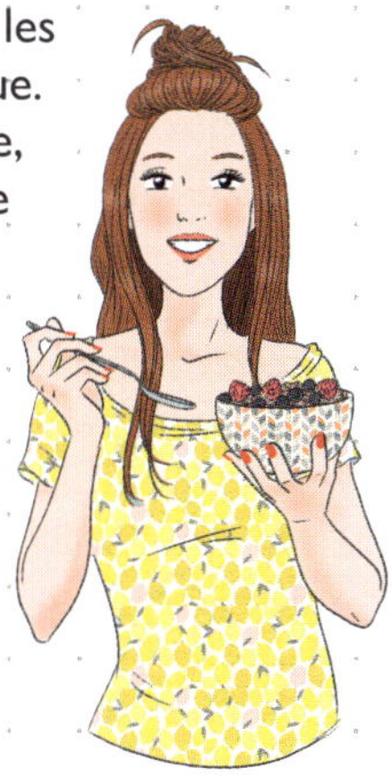

Sucres lents, sucres rapides… : ces notions sont dépassées ! Pour classer les aliments qui contiennent des glucides, on utilise désormais l'index glycémique. L'IG, de son petit surnom, évalue l'impact d'un aliment sur la glycémie, c'est-à-dire le taux de glucose (de sucre) dans le sang. Sur une échelle de 0 à 100, plus l'IG est élevé, plus il va augmenter fortement et rapidement la glycémie, entraînant une forte sécrétion d'insuline (hormone chargée de réguler le taux de sucre dans le sang). Et le moins que l'on puisse dire, c'est que ces pics d'insuline à répétition ne sont top ni pour le poids (ils favorisent les fringales et le stockage des graisses), ni pour la fertilité. Il semblerait en effet qu'une trop grande quantité d'insuline dans le sang de façon répétée nuise à l'ovulation. C'est du moins ce qu'a conclu une étude basée sur la *Nurses Health Study* (une étude de la *Public Harvard School*, rassemblant les données de milliers d'infirmières), qui a fait date au sujet des liens entre l'alimentation et la fertilité.

C'est encore plus important si…

Vous avez quelques (voire beaucoup) de kilos en trop, vous souffrez de diabète et d'un syndrome des ovaires polykystiques (SOPK) (voir p. 84). L'index glycémique est LA notion à connaître – et à manier au quotidien – pour le contrôle de votre poids et de votre glycémie.

Et j'en trouve où au juste ?

Cet aliment, IG élevé ou bas ? Pas toujours facile de s'y retrouver, d'autant qu'il existe certains faux amis, comme les galettes de riz qu'on croit si healthy ! Pour faire plus simple, gardez en tête que plus un aliment est transformé, plus son IG risque d'être élevé.

IG BAS (– DE 50) : À PRIVILÉGIER	IG MODÉRÉ (ENTRE 50 ET 70) : À LIMITER	IG ÉLEVÉ (+ DE 70) : À ÉVITER
Patate douce (45)	Semoule cuite (55)	Baguette classique (75)
Riz complet (45)	Riz blanc cuit (70)	Galette de riz (85)
Spaghettis blancs al dente (40)	Pâtes complètes (55)	Frites (95)
Orange (42)	Spaghettis blancs très cuits (65)	Croissant, pain au chocolat (70)
Pomme (38)	Pomme de terre vapeur (65)	Pain de mie blanc (70)
Poire (38)	Banane mûre (60)	Pain de mie complet (71)
Quinoa (35)	Riz basmati (58)	Purée instantanée (83)
Lentilles vertes (30)	Miel (60)	Biscotte (68)
Petits pois (41)	Kiwi (53)	Corn flakes (77)
Carottes cuites (47)	Pain complet (65)	
Fraises (40)	Chocolat au lait (64)	
Haricots verts (30)	Confiture (66)	
Chocolat noir 70 % (25)		
Noisette, noix (15)		
Carotte crue (16)		
Pain intégral (49)		
Pain noir allemand (50)		

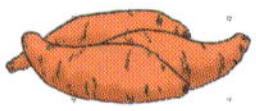
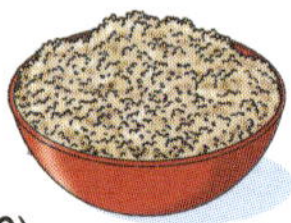
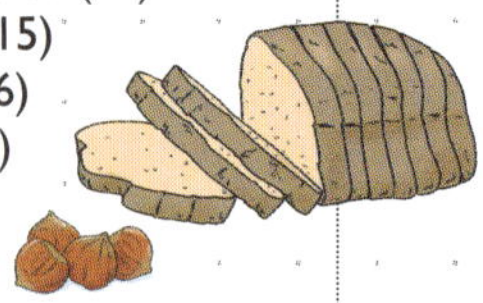
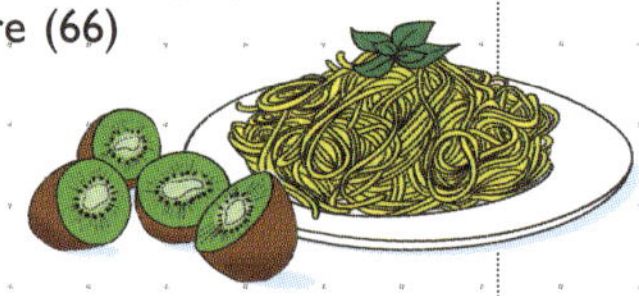

Protéines : un peu plus de végétal, moins d'animal

Pourquoi c'est bon pour notre fertilité ?

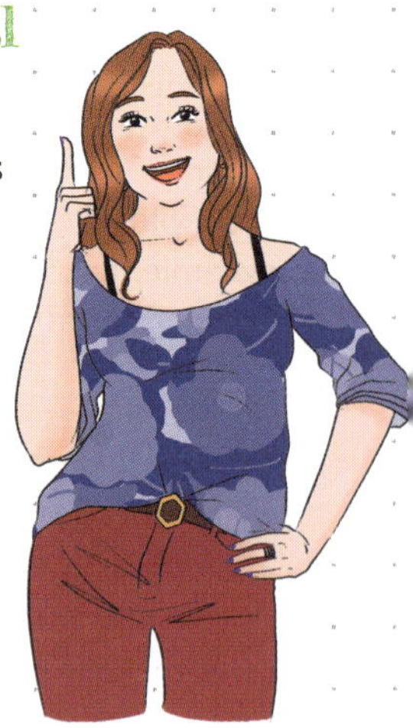

Moins de viande rouge (mais de meilleure qualité) et davantage de protéines d'origine végétale : cette équation pourrait améliorer la qualité de l'ovulation. Rien d'étonnant, cela ne fait en réalité que rejoindre les récentes recommandations nutritionnelles, qui conseillent un ratio protéines animales/végétales de 50/50 – alors que l'on tourne plus autour de 65/35 aujourd'hui. C'est aussi bon pour la planète (et le porte-monnaie). Et c'est aussi valable (et même peut-être plus encore) pour monsieur. Si votre homme est amateur de côte de bœuf, de saucisse et de burger au bacon, il devra un peu refréner ses envies carnées durant les essais bébés. Il a été en effet démontré que les hommes mangeant régulièrement de la viande transformée (bacon, saucisse, salami, pepperoni, etc.) avaient un sperme de moins bonne qualité, notamment en terme de morphologie des spermatozoïdes. En cause : les graisses saturées et les additifs (comme le nitrite de sodium) contenus dans ces produits transformés, mais aussi les hormones utilisées dans l'élevage des animaux. En revanche, le poisson, lui, est très bon pour la qualité du sperme.

Et j'en trouve où au juste ?

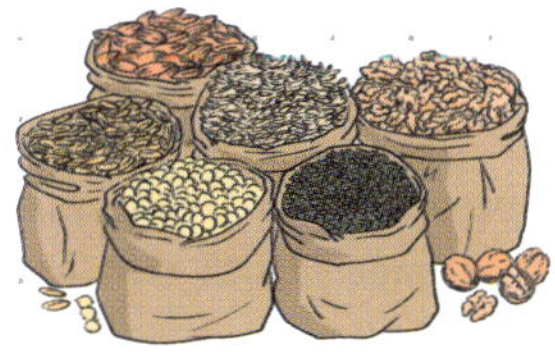

Dans toutes les légumineuses (lentilles, fèves, pois chiches, pois cassés, haricots secs), les produits dérivés de soja (tofu, yaourt de soja, à raison d'un produit par jour maximum, pour limiter la consommation de phytoœstrogènes), la spiruline, les graines de courge, de tournesol, de sésame, les pistaches.

Faut-il devenir veggie ?

Pas forcément (sauf si c'est par conviction éthique et/ou écologique, bien sûr !). En effet, le régime végétarien, et plus encore le régime végétalien, peuvent exposer, s'ils ne sont pas bien équilibrés, à différentes carences en micronutriments importants pour la fertilité : le fer, la carnitine, la lysine et la méthionine (des acides aminés), la vitamine B12, le zinc (voir p. 35)…

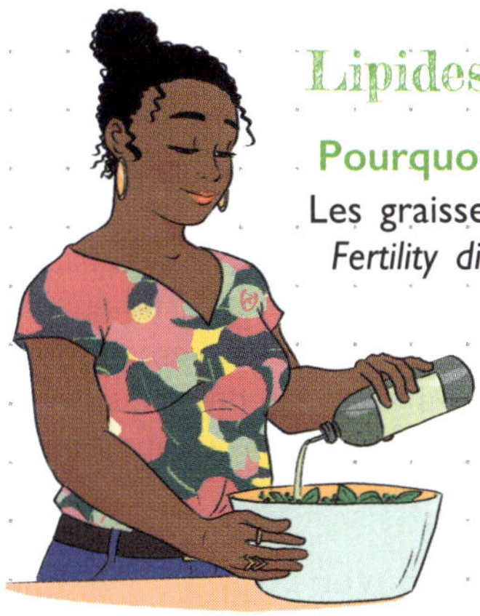

Lipides : cap sur les bonnes graisses

Pourquoi c'est bon pour notre fertilité ?

Les graisses ? Toutes ne sont pas à mettre dans le même panier ! Le *Fertility diet*, un ouvrage de référence élaboré selon la *Nurses Health Study*, recommande de bien faire le tri entre le bon gras et le mauvais. Le mauvais, ce sont les acides gras trans, ces graisses issues de la transformation industrielle des graisses végétales et présentes dans tout ce que vous aimez (sûrement un peu trop) : chips, biscuits, etc. Dans la team mauvais gras, on compte également les graisses saturées (viande, laitages, beurre…). Ces deux mauvais élèves sont à l'origine d'un état inflammatoire qui nuit à l'ovulation, mais aussi à la spermatogenèse. Du côté des premiers de la classe, on trouve parmi les bons gras, les graisses mono-insaturées (comme dans l'huile d'olive) et poly-insaturées, en particulier les fameux oméga 3 (voir p. 34).

Je fais quoi au juste ?

Évitez, ou du moins limitez, les viennoiseries, plats industriels, biscuits apéritifs, charcuterie, etc. Privilégiez le fait maison : c'est le meilleur moyen d'éviter toutes ces graisses cachées industrielles (et c'est sans parler des additifs en tout genre). A contrario, misez sur les bonnes graisses : petits poissons gras, huile de colza, de noix, de lin, d'olive, graines de chia, oléagineux (amandes, noix...), avocat...

De l'eau pour faire pousser les plantes !
Vous le savez : le corps a besoin d'être bien hydraté pour bien fonctionner. C'est particulièrement vrai chez l'homme, chez qui un manque d'hydratation peut altérer le pH du sperme. Entre 1 et 1,5 litre d'eau par jour (ou de tisane, mais rien d'autre), c'est le minimum syndical.

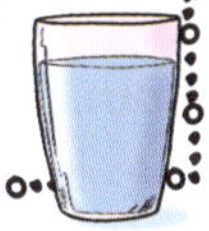

Mon abécédaire pour faire le plein de bons micronutriments !

Ovulation au top, production de spermatozoïdes bien vaillants, protection contre les radicaux libres (ces molécules fabriquées par le corps qui s'attaquent aux cellules, notamment aux gamètes), bonne implantation de l'œuf... Chacun à leur manière, les micronutriments apportent leur petite pierre à l'édifice de la conception. Et même plus, puisque certains ont un impact positif sur la santé du bébé à naître. Vite, quelques pistes pour les cibler !

L'épigénétique, c'est quoi ?
La génétique, vous connaissez, mais l'épigénétique ? Toutes les cellules d'une personne portent le même A.D.N., mais les gènes vont s'exprimer ou rester silencieux. Cette variabilité (un peu comme un interrupteur on/off), c'est précisément l'épigénétique. Elle va notamment jouer un rôle dans le risque de développer ou non une maladie à l'âge adulte. Or, 70 % des processus d'épigénétique se jouent avant la naissance, via de nombreux facteurs dont l'alimentation. Certains micronutriments sont en effet indispensables pour activer ces processus d'épigénétique.

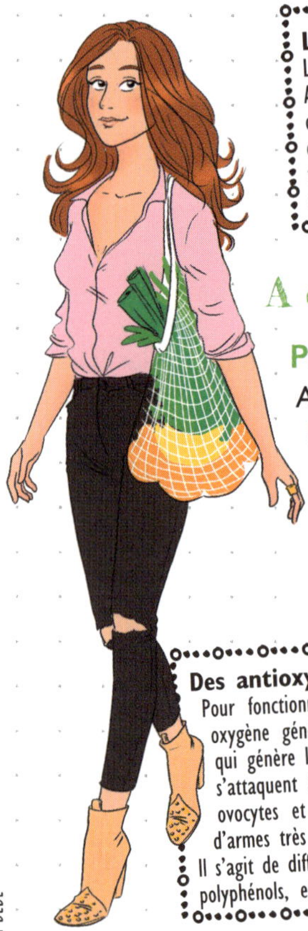

A comme vitamine A...

Pourquoi c'est bon pour la fertilité ?

Antioxydante, la vitamine A est importante pour des ovocytes de qualité. Pour autant, point trop n'en faut : elle peut s'avérer néfaste en cas d'excès, notamment pendant la grossesse. Moralité : complémentation interdite (sauf selon avis médical). En revanche, pas de risque avec l'alimentation, même en mangeant des carottes tous les jours, vous ne dépasserez pas la quantité autorisée !

Des antioxydants pour défendre vos gamètes
Pour fonctionner, le corps a besoin d'oxygène. Le hic : cet oxygène génère une sorte de rouille. C'est le stress oxydatif qui génère les fameux radicaux libres, des molécules folles qui s'attaquent à toutes les cellules de l'organisme y compris les ovocytes et les spermatozoïdes. Heureusement, vous disposez d'armes très efficaces pour vous en protéger : les antioxydants. Il s'agit de différentes substances (vitamine A, C, E, sélénium, zinc, polyphénols, etc.) que l'on trouve dans l'alimentation.

Où la trouver ?

Dans les aliments d'origine animale (la viande notamment) et dans les fruits et légumes orangés (carotte, patate douce, melon, mangue...) qui contiennent des caroténoïdes (comme le bêtacarotène), que le corps va transformer en vitamine A.

... Et comme arginine

Pourquoi c'est bon pour la fertilité ?

Sans lui, pas de spermatozoïdes rapides ! Cet acide aminé (un composant des protéines) joue en effet un rôle-clef dans la mobilité des spermatozoïdes et a, en plus, une action vasodilatatrice

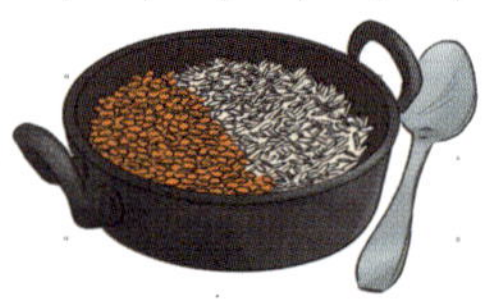

(il dilate les vaisseaux sanguins pour qu'ils puissent bien se gorger de sang) qui favorise une bonne érection !

Où le trouver ?

L'organisme synthétise l'arginine, mais vous pouvez booster sa production en consommant des légumineuses, de l'avoine, du sarrasin, du riz complet.

B comme vitamine B9

Pourquoi c'est bon pour a fertilité ?

Avec son rôle-clef dans la production du matériel génétique et de nouvelles cellules, c'est la vitamine de la conception par excellence. Une carence en vitamine B9 (également appelée acide folique ou folate) peut entraîner chez le bébé des malformations importantes, comme la spina bifida. Les hommes ne sont pas en reste, puisqu'un bon apport en vitamine B9 est nécessaire pour des spermatozoïdes à l'A.D.N. parfait.

Où la trouver ?

Dans les épinards, la salade, le brocoli, le chou-fleur, la betterave, les courgettes, les petits pois, les asperges, le melon, les fruits rouges, les agrumes, la banane, les noix, la châtaigne, les lentilles, l'œuf, les fromages, la levure de bière.

Vitamines B… comme bébé en bonne santé !
Dans la famille des vitamines B, demandez également la B2, la B6 et la B12. Toutes interviennent dans les fameux processus d'épigénétique. Dans l'assiette : avocat, soja, levure de bière, abats, huîtres, poissons, sardines, laitages, jaune d'œuf.

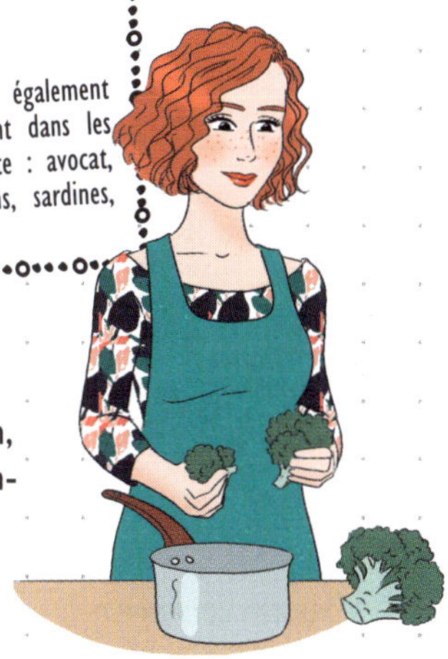

En complément, c'est encore mieux !

S'il y a un complément alimentaire à prendre en phase de conception, c'est bien lui ! Les autorités sanitaires recommandent une supplémentation en vitamine B9 deux mois avant la conception et pendant les trois premiers mois de grossesse, à raison de 400 µg/jour. Lors de votre consultation préconceptionnelle, votre médecin vous en prescrira.

C comme calcium…

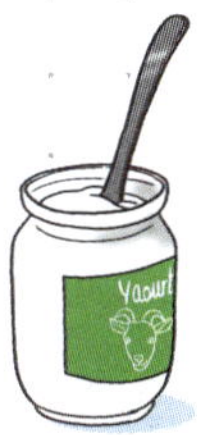

Pourquoi c'est bon pour la fertilité ?

Pour construire son petit squelette, votre bébé va littéralement puiser dans vos réserves de calcium. Mieux vaut donc partir avec des stocks bien remplis. Parce qu'il intervient dans le contrôle de la tension artérielle et la coagulation, le calcium est aussi important pour prévenir les risques de prééclampsie, une complication qui peut survenir en fin de grossesse.

Où le trouver ?

Dans les produits laitiers, certaines eaux minérales, les sardines (avec les arêtes), le chou, les haricots secs, les épinards, les amandes…

… Mais aussi comme carnitine

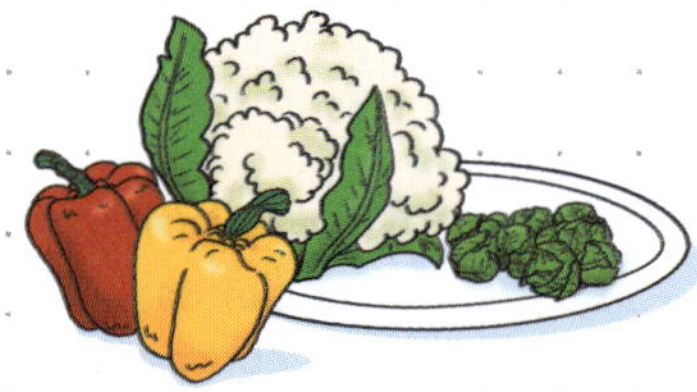

Pourquoi c'est bon pour la fertilité

La carnitine joue un rôle-clef dans la production d'énergie, en boostant les mitochondries (les petites centrales énergétiques des cellules). Cela vaut pour les spermatozoïdes, leur permettant de se déplacer à vitesse grand V, mais aussi pour les ovocytes.

Où la trouver ?

L'organisme synthétise la carnitine à partir de la lysine et de la méthionine, deux acides aminés que l'on trouve dans la viande rouge, les produits laitiers, l'avocat. La vitamine C (que l'on trouve dans les agrumes, le chou, les poivrons, les mangues, le persil…) est également nécessaire à la synthèse de carnitine.

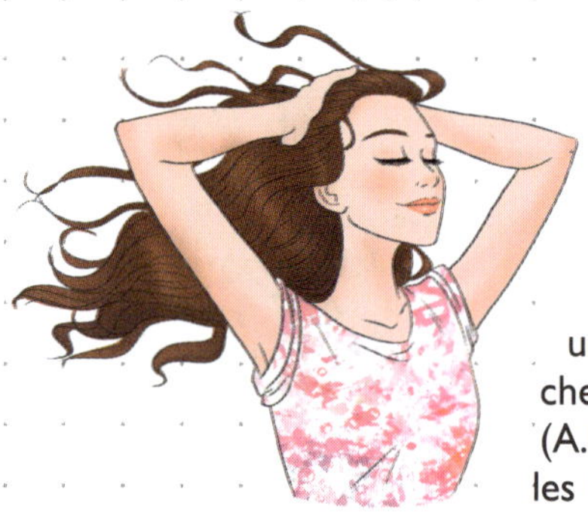

D comme vitamine D

Pourquoi c'est bon pour la fertilité ?

La vitamine du soleil permet au calcium de se fixer sur les os, et de consolider le squelette. Elle pourrait également jouer un rôle dans la nidation, comme le suggère une étude réalisée chez des femmes en cours d'assistance médicale à la procréation (A.M.P.), et montre un meilleur taux d'implantation d'embryon chez les femmes n'ayant pas de carences en vitamine D.

Où la trouver ?

À part avec l'huile de foie de morue (au goût plus que discutable, mais disponible en gélule dans les magasins bio), difficile de faire le plein de vitamine D via l'alimentation. Vous la synthétisez surtout en vous exposant au soleil. Une supplémentation est parfois la bienvenue. Parlez-en à votre doc !

E comme vitamine E

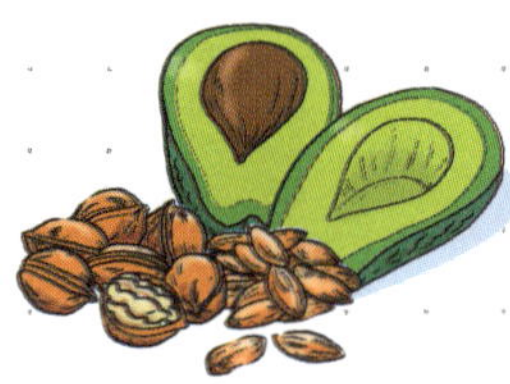

Pourquoi c'est bon pour la fertilité ?

La vitamine E se distingue surtout pour ses superpouvoirs antioxydants. Chez l'homme, elle aiderait à limiter la fragmentation de l'A.D.N. des spermatozoïdes qui diminue les chances de fécondation.

Où la trouver ?

Dans l'huile de germe de blé, les amandes, les noisettes, les graines de tournesol, la purée de tomate, les noix du Brésil, l'avocat, les sardines en conserve.

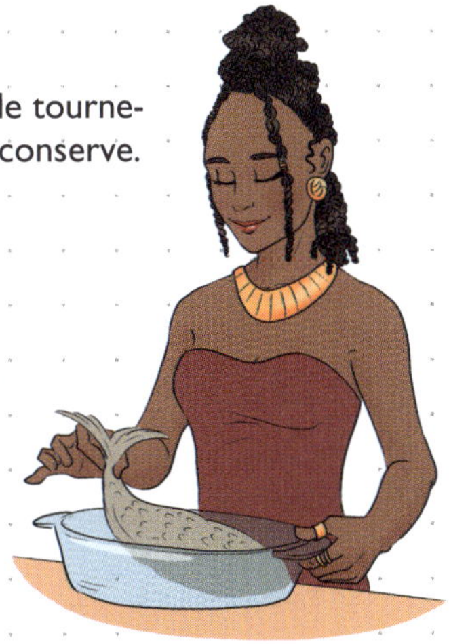

F comme fer

Pourquoi c'est bon pour la fertilité ?

Minéral anti-fatigue par excellence, le fer vous permettra de vous lancer pleine d'entrain et d'énergie dans les projets bébé. Or, il n'est pas rare d'en manquer (#mercilesrègles). Mais attention : avant de prendre une supplémentation, ne faites pas l'impasse sur un dosage sanguin de la ferritine. En excès, le fer s'accumule dans l'organisme et peut provoquer, à terme, une intoxication.

Où le trouver ?

Le fer d'origine animale est le mieux assimilé. On le trouve dans la viande (surtout rouge), les abats, le boudin noir, les poissons, les fruits de mer. Moins bien assimilé, le fer d'origine végétale est niché dans les haricots rouges et blancs, les lentilles, les pois chiches, le tofu, les graines de citrouille, les épinards (mais pas autant que le prétendait Popeye !). Petite astuce bien connue des végétariens : pour améliorer l'absorption du fer végétal, associez-le avec de la vitamine C (poivron, chou, persil, jus de citron…).

I comme iode…

Pourquoi c'est bon pour la fertilité ?

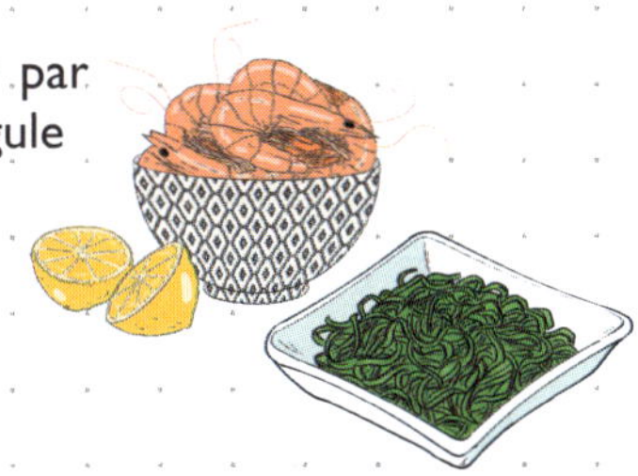

L'iode intervient dans de nombreux mécanismes, à commencer par le fonctionnement de la glande thyroïde qui, via les hormones, régule un grand nombre de fonctions – y compris la reproduction. Une carence en iode pourrait même allonger les délais pour tomber enceinte. Prudence cependant : un surdosage est dangereux, donc pas de complémentation sans un dosage de l'iodurie. Touchez-en un mot à votre médecin !

Où le trouver ?

Dans les poissons, les fruits de mer, les algues (kombu, wakame, nori), le sel iodé, les produits laitiers, le pain de seigle, les œufs cuits…

L comme lycopène

Pourquoi c'est bon pour la fertilité ?

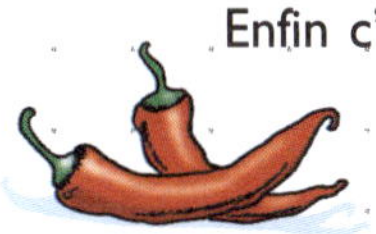

Enfin c'est surtout bon pour la fertilité de votre homme ! En effet, cet antioxydant (déjà connu pour son action préventive contre le cancer de la prostate) serait particulièrement efficace pour améliorer la qualité des spermatozoïdes.

Où le trouver ?

Pigment rouge, le lycopène se trouve essentiellement dans la tomate. À noter : il est plus efficace après cuisson et avec un peu de gras. Votre menu du soir ? Pâtes bolo maison avec une bonne huile d'olive !

Les fruits et légumes : c'est la vie !
Peu caloriques et dotés d'un index glycémique généralement bas, riches en fibres, vitamines et minéraux, antioxydants, les fruits et légumes ont tout bon. À consommer de saison, cultivés localement et de préférence sans pesticides (voir p. 78), en variant les couleurs, non seulement pour le plaisir des yeux, mais aussi pour la diversité des antioxydants, vitamines, minéraux…

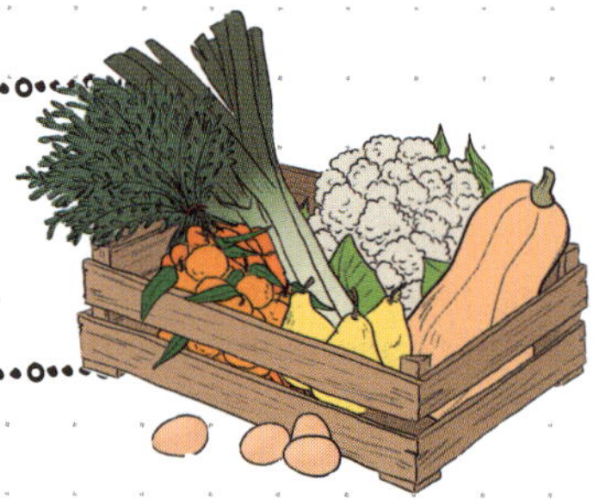

M comme magnésium

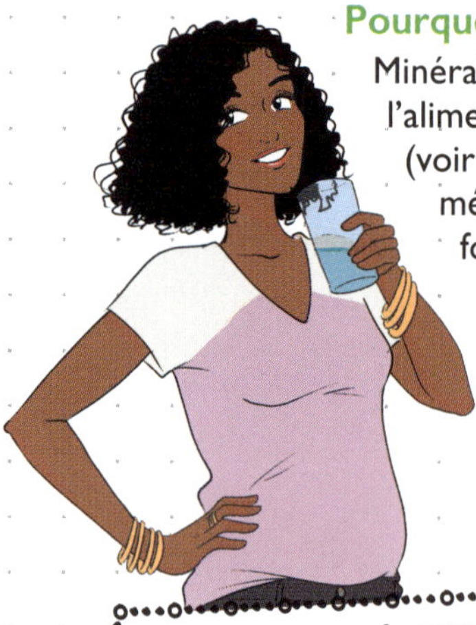

Pourquoi c'est bon pour la fertilité ?

Minéral antistress par excellence, le magnésium a toute sa place dans l'alimentation pro-bébé, car stress et fertilité ne font pas bon ménage (voir p. 71). Il intervient également dans la régulation d'un tas d'autres mécanismes physiologiques plus ou moins liés à la fertilité, comme le fonctionnement normal des hormones thyroïdiennes (qui impactent le cycle).

Où le trouver ?

Dans les haricots noirs ou blancs, le chou, les noix du Brésil, les amandes, les noix de cajou, certaines eaux minérales (Hépar, Contrex).

Une petite cure de magnésium ? Ce n'est pas du luxe !
Alimentation pas très équilibrée associée à une bonne dose de stress et vous avez le combo de choc pour manquer de magnésium ! En effet, le stress accentue la perte de magnésium via les urines. Et plus vous manquez de magnésium, moins vous résistez au stress. C'est un cercle vicieux ! Pour en sortir, une petite cure de magnésium est une bonne option. Pour une assimilation optimale, choisissez un complément à base de glycérophosphate ou de bisglycinate de magnésium (formes les mieux assimilées) contenant également de la taurine et de la vitamine B6.

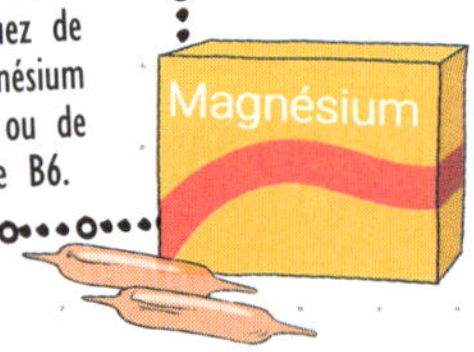

O comme oméga 3

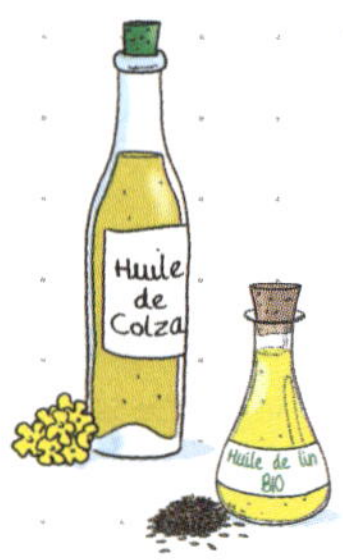

Pourquoi c'est bon pour la fertilité ?

Sans eux, le spermatozoïde ne peut pas devenir un super nageur. Sans eux également, la fécondation risque d'être un peu plus compliquée, car ils assouplissent les membranes des cellules, y compris celles de l'ovocyte et du spermatozoïde. Or une membrane souple permet une bonne communication entre eux.

Où les trouver ?

Dans les huiles de colza, de noix, de lin (pour l'assaisonnement), les poissons gras (petits de préférence pour éviter les métaux lourds : sardine, hareng, maquereau), les noix, les coquilles Saint-Jacques, les moules, la mâche, les graines de chia, les œufs Bleu-Blanc-Cœur.

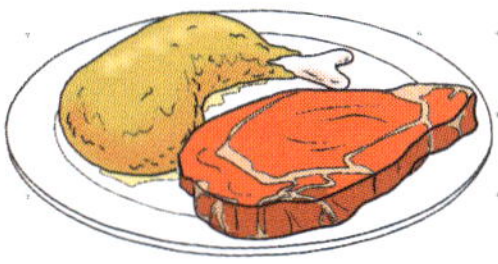

Q comme Q_{10}

Pourquoi c'est bon pour ma fertilité ?

La coenzyme Q_{10} ? Le nom vous rappelle peut-être des pubs pour des crèmes antirides. Puissant antioxydant, il exerce également son action anti-âge sur la réserve ovarienne. Chez l'homme, il joue, à double titre, un rôle de premier plan dans la qualité du sperme : en réduisant le stress oxydatif dans le liquide séminal et en améliorant la production d'énergie, et donc la mobilité des spermatozoïdes.

Où le trouver ?

L'organisme est normalement capable de synthétiser seul la coenzyme Q_{10}, mais vous pouvez aussi en piocher dans l'alimentation, pour booster votre taux. Dans l'assiette : du poisson gras, du bœuf et du poulet, des graines de sésame.

S comme sélénium

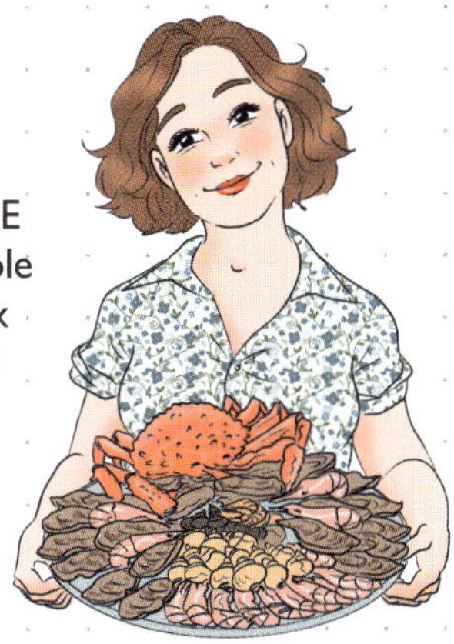

Pourquoi c'est bon pour la fertilité ?

Puissant antioxydant, le sélénium travaille de concert avec la vitamine E pour protéger les cellules des radicaux libres. Il jouerait également un rôle important dans la fabrication du sperme. Mais comme souvent, le mieux est l'ennemi du bien, donc pas de sélénium en supplément à l'aveugle !

Où le trouver ?

Dans les noix du Brésil, les fruits de mer et poissons, les abats, le shiitaké.

Z comme zinc

Pourquoi c'est bon pour ma fertilité ?

Le zinc intervient dans les fameux processus épigénétiques. Chez votre homme, il joue en plus un rôle essentiel dans la spermatogenèse, notamment parce qu'il intervient dans la sécrétion de la testostérone.

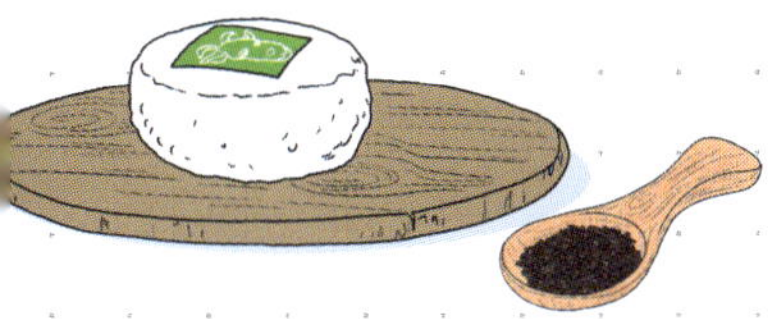

Où le trouver ?

Dans les huîtres (qui auraient par ailleurs un petit effet aphrodisiaque), les moules, le fromage, la viande rouge, la volaille, les poissons, les légumineuses, les oléagineux, les graines de citrouille, de sésame, de chia, le jaune d'œuf, le shiitaké, le cacao, le germe de blé.

Mon programme pour mitonner des petits plats pro-fertilité

Maintenant que vous êtes incollable sur les nutriments pro-bébé, vous vous dites, O.K., mais concrètement, on mange quoi ? En panne d'idées ? Puisez dans ces quelques menus et n'hésitez pas à jouer les mix and match selon vos envies du jour.

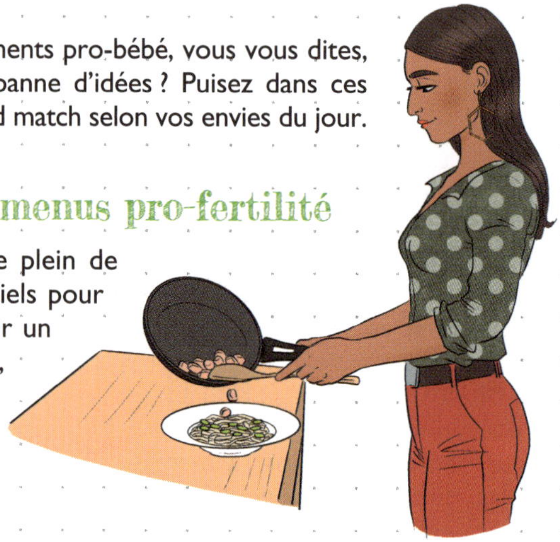

J'anticipe ma semaine avec des menus pro-fertilité

Des fruits et des légumes à gogo pour faire le plein de vitamines, de minéraux et d'antioxydants essentiels pour la fertilité, des glucides de qualité pour maintenir un poids santé, la bonne dose de produits laitiers, le bon ratio de protéines animales/végétales, sans oublier du bon gras : une semaine de menus pour optimiser votre fertilité !

Lundi

Petit déjeuner

- boisson chaude sans sucre
- tartines de pain complet et purée d'amande
- fruits frais de saison (été : abricot, pêche, fraise… / hiver : clémentine, kiwi, poire, kaki)

Déjeuner

- salade de haricots rouges, poivron rouge et maïs
- filet de maquereau en papillote, purée de pommes de terre/ carottes
- pudding de chia fruité (voir recette p. 38)

Collation

- pomme
- quelques noix du Brésil

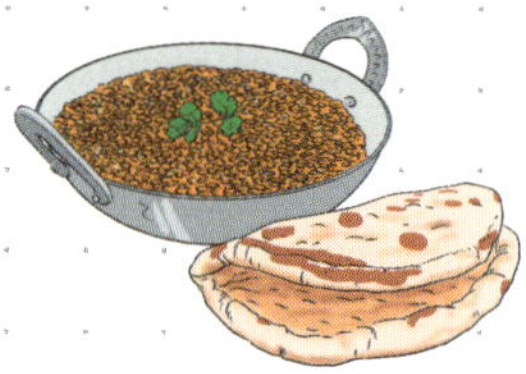

Dîner

- velouté de carottes à la coriandre
- dahl de lentilles corail, riz basmati
- 2 petits-suisses au lait entier, miel

Mardi

Petit déjeuner

- 1 smoothie fertilité « rouge » (voir recette p. 38)

Déjeuner

- salade de chou rouge, noix
- tournedos, patate douce et courgettes rôties
- faisselle et fruits rouges (frais ou surgelés)

Collation

- compote sans sucre
- quelques noisettes

Dîner

- salade de mâche saupoudrée de levure de bière
- gratin de chou-fleur au jambon
- ananas frais, feuilles de menthe et gingembre

Mercredi

Petit déjeuner

- boisson chaude sans sucre
- porridge aux flocons d'avoine et fruits frais

Déjeuner

- carottes râpées, graines de citrouille
- blanc de poulet grillé, épinards et sarrasin
- fromage blanc, ½ mangue et quelques copeaux de noix de coco

Collation

- 1 banane
- 2 carrés de chocolat noir à 70 % de cacao minimum

Dîner

- velouté de cresson saupoudré de germe de blé
- couscous végétarien de quinoa
- pomme au four à la cannelle

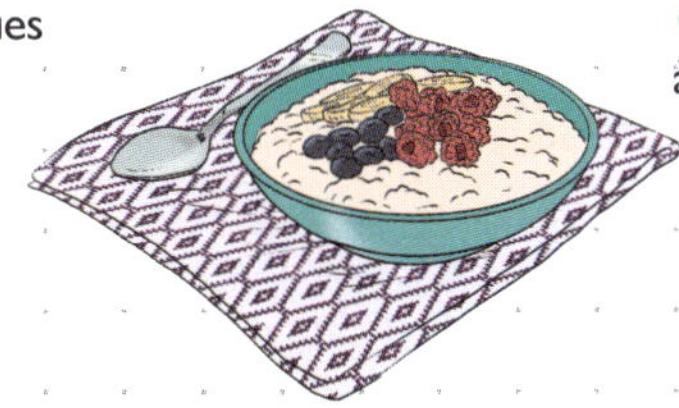

Jeudi

Petit déjeuner

- boisson chaude sans sucre
- 1 smoothie fertilité « vert » (voir recette p. 38)

Déjeuner

- salade d'avocat, betterave, maïs
- filet de cabillaud au citron, fondue de poireaux et pomme de terre vapeur
- ½ pomelo

Collation

- pain complet et fromage frais

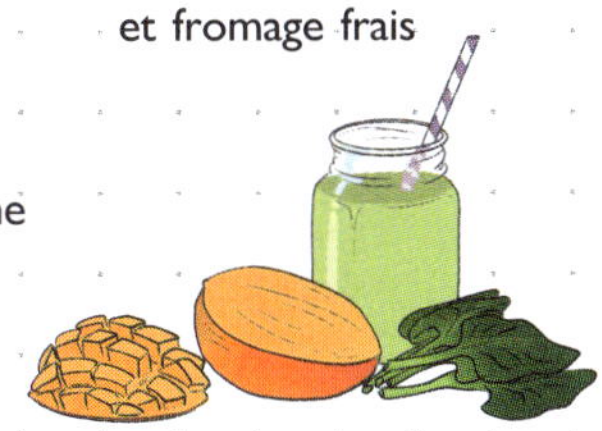

Dîner

- salade d'endives (hiver) ou de tomates (été)
- pâtes semi-complètes, sauce bolognaise maison, parmesan
- faisselle, noix de pécan et miel

Vendredi

Petit déjeuner

- boisson chaude sans sucre
- tartines de pain de seigle avec du miel
- fruit frais de saison

Déjeuner

- soupe miso
- wok asiatique : carotte, shiitaké, crevettes, pousses de soja et nouilles de riz, noix de cajou
- yaourt grec et grenade (hiver) ou framboises (été)

Collation

- quelques amandes
- 2 carrés de chocolat noir à 70 % minimum

Dîner

- velouté de pois cassés
- gratin de brocoli à la béchamel
- poire pochée à la vanille

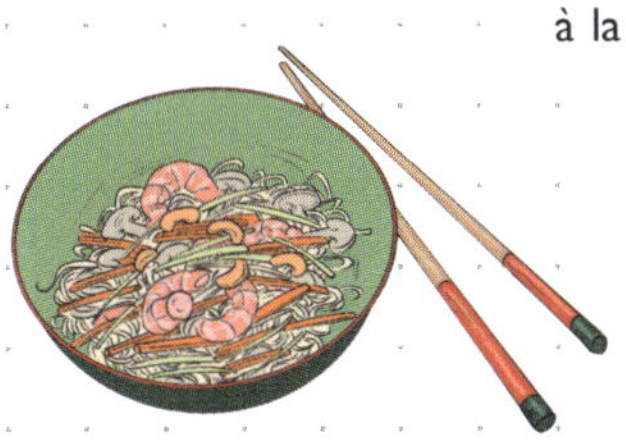

Samedi

Petit déjeuner
- boisson chaude sans sucre
- avocado toast

Déjeuner
- houmous de pois chiches, bâtonnets de légumes
- moules-frites
- fondant au chocolat

Collation
- banane
- quelques noix du Brésil

Dîner
- salade verte saupoudrée de levure de bière
- pizza végétarienne
- salade de fruits de saison

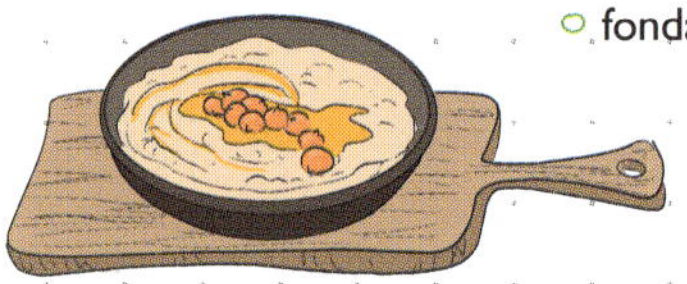

Dimanche

Petit déjeuner
- boisson chaude
- carrot cake aux noisettes (voir recette p. 39)

Déjeuner
- quelques huîtres (hiver) ou caviar d'aubergine et pain grillé
- poulet rôti, gratin dauphinois
- crumble pommes et fruits rouges aux flocons d'avoine

Collation
- fruit frais de saison
- 2 carrés de chocolat noir à 70 % minimum

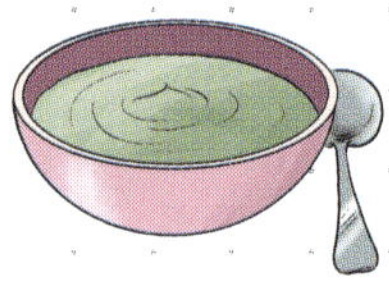

Dîner
- velouté de chou-fleur au curcuma
- curry d'épinards et pois chiches, riz basmati
- fromage blanc et dés d'ananas

Je passe aux fourneaux (ou lui d'ailleurs) !

Faites-vous la main avec ces quelques recettes ultra-faciles et quasi inratables (l'idéal pour les chefs 2.0) !

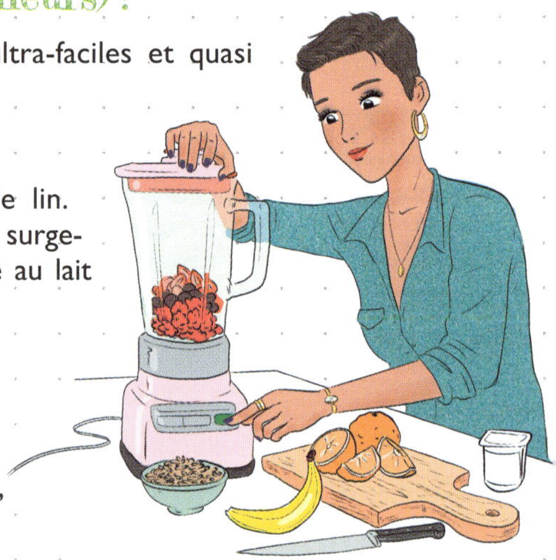

Smoothie fertilité « rouge »

Dans un blender, broyez 1 c. à s. de graines de lin. Ajoutez un petit bol d'un mélange de fruits rouges surgelés, 2 oranges pressées, ½ banane, 1 yaourt nature au lait entier et quelques glaçons.

Smoothie fertilité « vert »

Dans un blender, mixez 1 c. à s. de poudre de spiruline bio, 1 verre de jus de pomme, 1 verre de lait végétal, ½ mangue, 1 poignée d'épinards frais, quelques glaçons.

Pudding de chia fruité (pour 2 personnes)

Faites chauffer 20 cl de lait (de vache ou végétal) et versez-le sur 2 c. à s. de graines de chia. Ajoutez 1 pincée de cannelle, mélangez et versez dans 2 verres. Laissez gonfler 10 minutes.

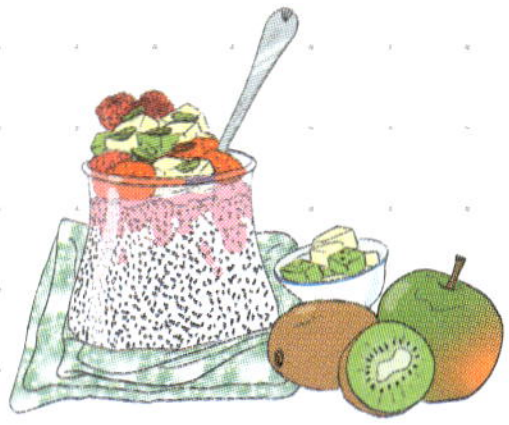

Pelez 1 pomme, 1 kiwi et coupez-les en petits dés. Disposez-les sur les verres. Réservez au frais jusqu'au moment de servir. Ajoutez quelques framboises, quelques pistaches concassées en topping au dernier moment.

Carrot cake aux noisettes

Préchauffez le four à 180 °C. Pelez 200 g de carottes bio et râpez-les. Concassez 80 g de noisettes. Dans un saladier, mélangez 100 g de sucre complet avec 3 œufs. Tout en remuant, ajoutez 12 cl d'huile de noisette, puis 200 g de farine T80, ½ sachet de levure chimique et 1 pincée de cannelle. Ajoutez enfin les carottes râpées et les noisettes. Remuez jusqu'à obtenir une pâte homogène. Versez dans un moule à cake beurré, puis laissez cuire 40 minutes.

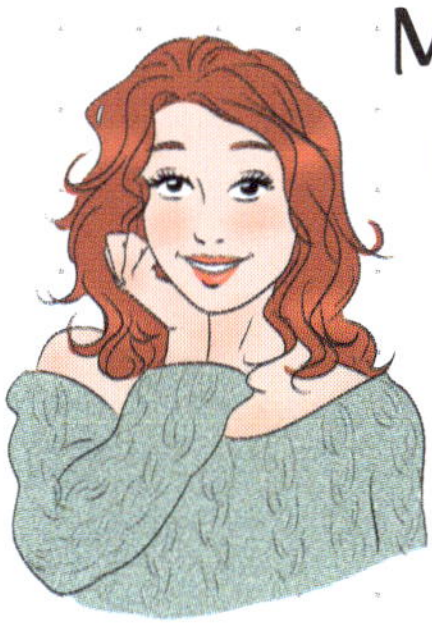

Médecines douces : mon programme sur-mesure pour booster ma fertilité !

Sans pour autant être en panne, votre machine à bébé peut ne pas être à son fonctionnement optimum. Les médecines douces et alternatives peuvent alors vous donner un petit coup de pouce intéressant pour optimiser certains mécanismes, réguler les sécrétions hormonales, lever certains blocages ou, tout simplement, retrouver un peu de zénitude. Vous n'avez rien à perdre !

Je tente l'acupuncture

En quoi cela peut aider ?

En médecine traditionnelle chinoise, le « qi » est l'énergie vitale qui circule dans le corps à travers des méridiens, des canaux énergétiques. Mais parfois, ça bloque ! Le qi est alors trop faible ou, au contraire, en excès. Résultat : certains organes ne fonctionnent plus correctement, les sécrétions hormonales sont en berne, le sang ne circule pas bien, etc. Et cela peut, évidemment, impacter votre fertilité. Reconnue par l'O.M.S. (Organisation mondiale de la santé) dans le cadre des troubles de la fertilité, l'acupuncture pourrait aider à avoir une ovulation de meilleure qualité et un utérus bien accueillant pour votre futur bébé. Cette médecine, vieille de plusieurs milliers d'années, a aussi fait ses preuves dans les problèmes de thyroïde, contre le stress et les troubles du sommeil – tous ennemis de la fertilité.

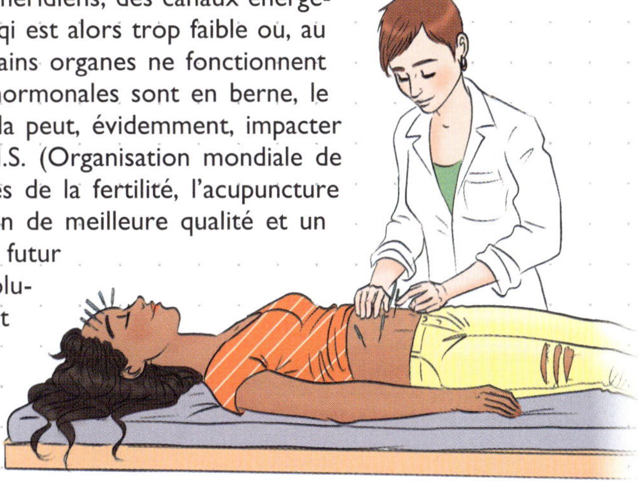

Et, concrètement, comment ça se passe ?

L'idéal est de consulter 2 ou 3 mois avant le début des essais bébé, pour bien prendre le temps de régulariser et stabiliser les énergies. Après un interrogatoire, l'acupuncteur (un médecin ou une sage-femme spécialisée) va réaliser un examen clinique « à la chinoise » : il prend le pouls, observe la langue, le blanc des yeux, le teint, etc., afin de détecter les déséquilibres énergétiques. Avec de fines aiguilles, il va ensuite stimuler des points situés sur les méridiens, selon une cartographie précise. Pas de panique, c'est indolore. Vous ressentirez tout au plus un petit picotement ou une sensation de brûlure… totalement supportable !

C'est pour moi, si...

… C'est un peu l'anarchie dans vos cycles, vous avez des *spottings* (saignements entre les règles), vous avez eu une ou plusieurs fausses couches ou votre thyroïde vous fait des misères. Les petites aiguilles peuvent vous être d'une grande aide également si vous êtes (très) anxieuse ou si vous souhaitez arrêter de fumer (voir p. 59). Une à plusieurs séances peuvent alors être nécessaires.

Attention !
N'attendez pas des médecines douces et alternatives qu'elles agissent comme une baguette magique de la fertilité. L'un des risques est de retarder un diagnostic médical en cas de vrai problème de fertilité. Essayez en complément, mais restez en lien régulier avec votre médecin traitant, votre gynécologue ou votre sage-femme !

Je mise sur l'homéopathie

En quoi cela peut aider ?

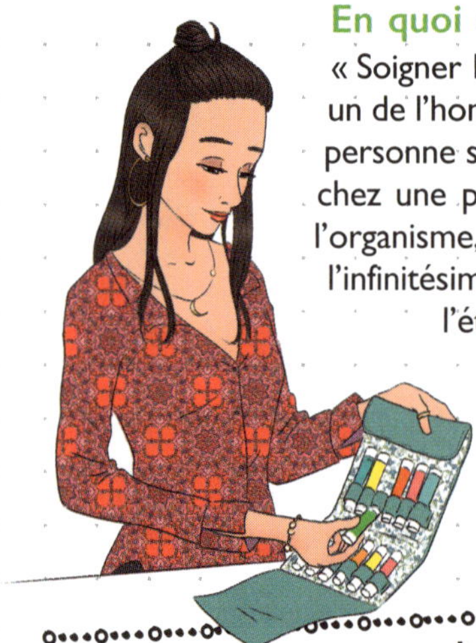

« Soigner le mal par le mal », c'est le principe de similitude, pilier numéro un de l'homéopathie. Autrement dit, une substance qui provoque chez une personne saine certains troubles est capable de guérir ces mêmes troubles chez une personne malade. Pour provoquer une réaction de défense de l'organisme, on va donc donner cette substance en quantité infime. C'est l'infinitésimalité, pilier n° 2. Quel rapport avec votre projet de bébé ? À l'étape de la conception, l'homéopathie pourrait aider à corriger certains déséquilibres hormonaux comme un excès d'œstrogènes (granules *Folliculinum, Hypophysinum*, FSH ou LHRH) ou un manque de progestérone. Vous pouvez aussi y recourir pour améliorer la qualité de la glaire cervicale (granules *Folliculinum, Lycopodium*) ou celle de la muqueuse utérine (granules *Luteinum*). En traitement de fond, l'homéopathie est aussi indiquée contre le stress (*Gelsemium, Ignatia, Passiflora composé*). Et monsieur n'est pas en reste puisque certains remèdes sont proposés pour améliorer la qualité du sperme (*Lycopodium, Tribulus terrestris, Aurum metallicum*…). Contactez un homéopathe.

Ma cure homéo pour un cycle réglé comme une montre suisse !
Pour favoriser la fertilité sur un cycle de 28 jours, vous pouvez tenter :
- *Ovarinum* 7CH ; 1 dose au 5e jour du cycle
- *Folliculinum* 7CH ; 1 dose à J +7
- *Progesteronum* 7CH ; 1 dose à J +21

Mais rien ne vaut une consultation personnalisée !

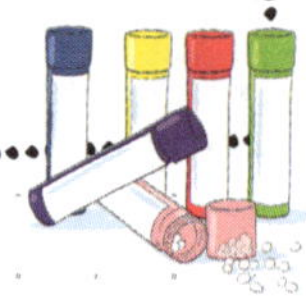

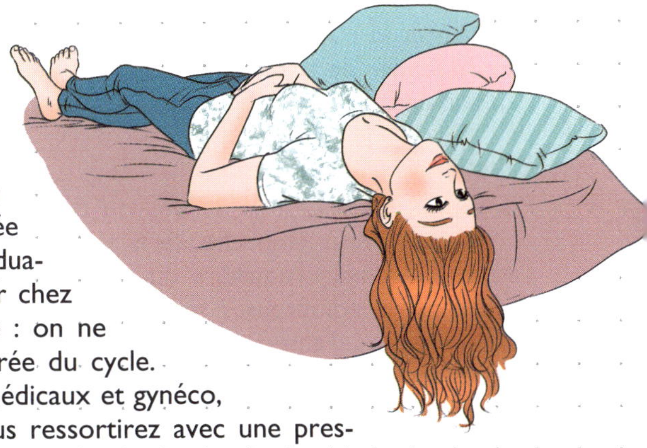

Et, concrètement, comment ça se passe ?

En homéopathie, on considère que chaque personne est unique, d'où le pilier n° 3 : l'individualisation. L'idéal est donc de consulter un médecin, gynécologue ou sage-femme spécialisée en homéopathie pour une prescription individualisée. Après tout, un remède peut fonctionner chez votre BFF, mais pas chez vous ! Par exemple : on ne prescrira pas les mêmes granules selon la durée du cycle. Après avoir passé en revue vos antécédents médicaux et gynéco, votre mode de vie, votre problématique, vous ressortirez avec une prescription de petits granules. Le traitement est généralement long (3 à 6 mois). À noter : la consultation est remboursée sur la base du tarif conventionné s'il s'agit d'un médecin, gynécologue ou sage-femme, mais les traitements en eux-mêmes ne sont plus remboursés depuis janvier 2021.

C'est pour moi, si...

… Vos cycles sont capricieux ou, chaque mois, le syndrome prémenstruel (nom de code : SPM) vous fait gonfler/déprimer/manger n'importe quoi (rayez la/les mentions inutiles). C'est souvent le signe d'un excès d'œstrogènes. À la suite d'une fausse couche, l'homéopathie peut aider à surmonter le choc et la tristesse, mais aussi à préparer la muqueuse utérine pour une prochaine grossesse. Pensez-y également si vous êtes une grande stressée !

Je prends rendez-vous chez l'ostéo

En quoi cela peut aider

Une chute sur le coccyx (vieux souvenir de votre époque rollerblade), un petit tassement vertébral, un choc émotionnel, des antécédents de chirurgie gynécologique ou, tout simplement, toutes ces tensions qui s'accumulent au fil du quotidien : ces événements peuvent altérer la bonne mobilité des tissus. Or, en ostéopathie, on considère que toute restriction de mobilité va limiter la circulation des liquides (sang, lymphe…) et altérer le bon fonctionnement des organes. Cela vaut évidemment pour toute la sphère génitale (utérus, ovaires, trompes) avec des répercussions possibles sur les différentes étapes de la conception : ovulation, fécondation, parcours de l'œuf dans la trompe, nidation.

Et, concrètement, comment ça se passe ?

Après un petit interrogatoire sur vos antécédents médicaux, l'ostéopathe va scanner votre corps. D'abord visuellement puis manuellement, afin d'identifier les blocages. Avec des étirements, pressions, palpations, manipulations, il va ensuite s'attacher à rétablir la bonne mobilité des tissus. Dans l'optique d'agrandir la famille, il va particulièrement se concentrer sur la bonne vascularisation de la sphère gynéco, mais aussi du système nerveux central (d'où tout part, via les hormones) en s'attardant sur le crâne. Si la zone est un peu coincée, il va libérer le diaphragme pour limiter la pression sur la sphère génitale, redonner de la mobilité à l'utérus, débloquer le bassin, etc. En fonction de la situation, une à trois séances peuvent être nécessaires.

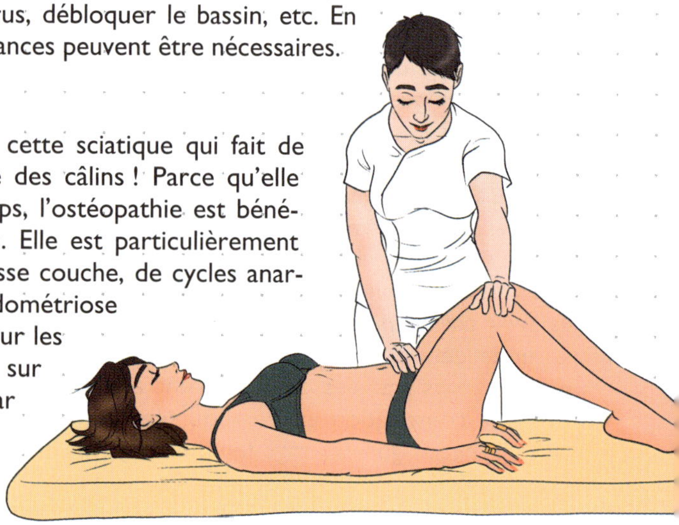

C'est pour moi, si...

Pas seulement si ce mal de dos ou cette sciatique qui fait de la résistance vous empêche de faire des câlins ! Parce qu'elle s'attache à rétablir l'équilibre du corps, l'ostéopathie est bénéfique dans de nombreuses situations. Elle est particulièrement indiquée en cas d'antécédents de fausse couche, de cycles anarchiques après l'arrêt de la pilule, d'endométriose (l'ostéopathe s'attachera à travailler sur les adhérences et la mobilité des organes, sur les tensions musculaires générées par l'endométriose), mais aussi si vous êtes anxieuse, stressée, avec une petite tendance à la somatisation.

Je deviens adepte de la phytothérapie

En quoi cela peut aider ?

Depuis la nuit des temps, on recourt à des « potions » pour donner un coup de pouce à dame Nature. Plante amie des femmes, la sauge officinale (*Salvia officinalis*) est utilisée pour régulariser les cycles. Les feuilles de framboisier (*Rubus idaeus*) font aussi partie des classiques : riches en vitamines et minéraux, elles agissent comme un tonique utérin. Attention, dès que la grossesse est confirmée, le traitement doit être arrêté. Les baies de gattilier (*Vitex agnus-castus*), quant à elles, mimeraient la progestérone et aideraient à réguler les cycles anarchiques. Du côté de votre homme, le tribule terrestre (*Tribulus terrestris*) est une plante de référence pour la fertilité. Enfin, de nombreuses plantes ont fait leur preuve contre le stress (rhodiole, griffonia), les angoisses (duo mélisse/aubépine), les troubles du sommeil (la passiflore, la valériane).

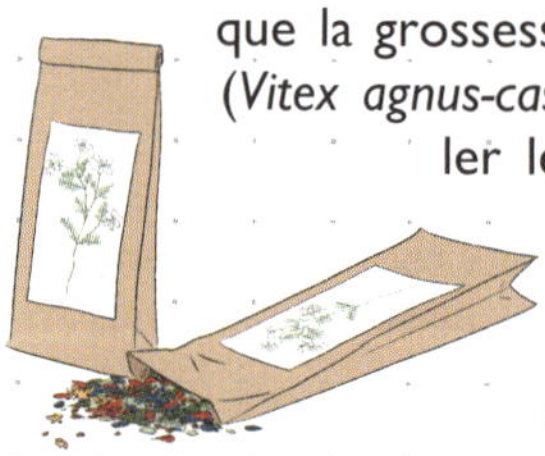

Et, concrètement, comment ça se passe ?

Plantes d'origine parfois douteuse (notamment sur Internet), erreurs de posologie, contre-indications, interactions avec des traitements en cours : les plantes sont à manier avec (grande) précaution ! Pour éviter tout risque, consultez un médecin phytothérapeute ou un naturopathe pour une prescription personnalisée en fonction de votre problématique, de vos

Et si vous tentiez la gemmothérapie ?
Branche de la phytothérapie, la gemmothérapie utilise les bourgeons d'arbres et de plantes pour répondre à certaines problématiques de santé, dont la fertilité. Une piste pour la booster ?
- du bourgeon de framboisier de J +1 à J +14 du cycle, 10 gouttes pures matin et soir, en dehors des repas.
- du bourgeon de pommier de J +15 jusqu'au début des prochaines règles. Même posologie.

Mais là encore, avant de vous lancer, parlez-en toujours à votre médecin traitant.

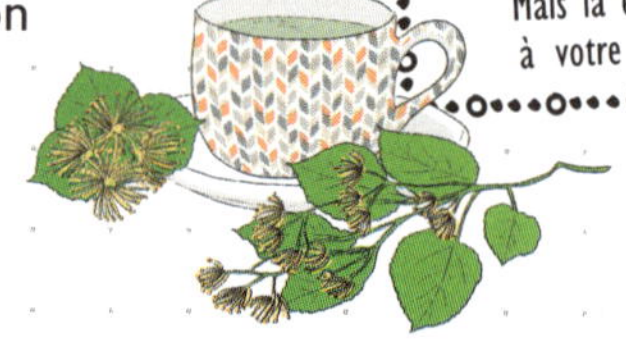

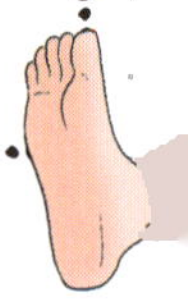

cycles, etc. Dans tous les cas, évitez les remèdes présentés comme miracle pour la fertilité (a fortiori s'ils viennent de Chine !).

C'est pour moi, si...

... Si c'est un peu n'importe quoi dans votre cycle depuis l'arrêt de votre contraception, si le SPM s'invite chaque mois dans votre vie, si vous êtes stressée, si le sommeil et vous, c'est une histoire compliquée...

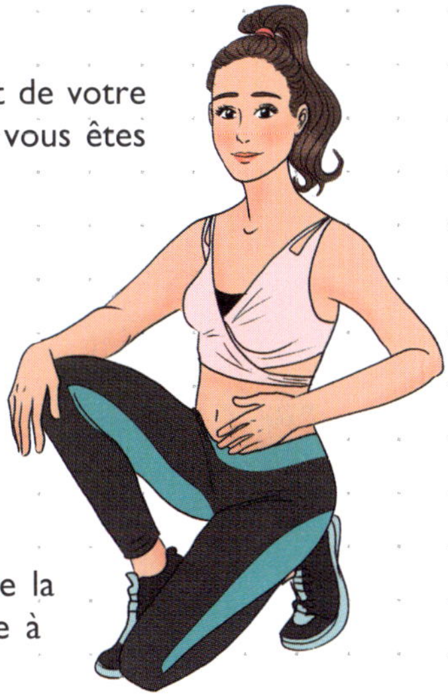

Je me mets au yoga de la fertilité

En quoi cela peut aider

Né aux USA, le fertility yoga a été introduit il y a quelques années en France par Charlotte Muller, qui s'est tournée vers la pratique après un lourd parcours en A.M.P. (assistance médicale à la procréation) suite à des problèmes de fertilité dus à un SOPK. Avec des asanas (postures) spécifiques, de la visualisation et de la méditation, le yoga de la fertilité vise à apaiser le mental pour rééquilibrer le système hormonal.

Et, concrètement, comment ça se passe ?

La pratique emprunte des postures de hatha yoga concentrées autour du bassin, qui seront différentes selon la phase du cycle. En première moitié de cycle (de J +1 à J +14), la LH et la FSH sont plutôt dynamisantes : on privilégie donc des positions énergiques et centrées sur l'ouverture des hanches. Dans la seconde moitié de cycle (de J +15 à J +28), la progestérone invite à la douceur et à l'introspection. Place aux postures plus douces, pour libérer les tensions et favoriser la nidation. Tout au long du cours, on adopte une respiration abdominale basse pour bien oxygéner tout le petit bassin (qu'on appelle aussi pelvis minor). S'ajoutent enfin des exercices de visualisation et de méditation.

C'est pour moi si...

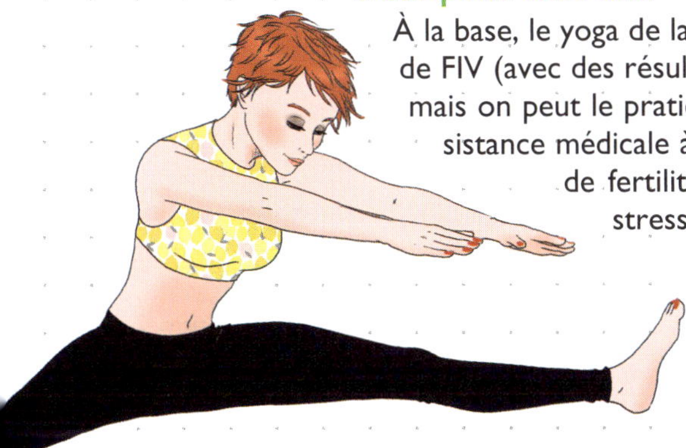

À la base, le yoga de la fertilité accompagne les femmes en protocole de FIV (avec des résultats très positifs sur les chances de grossesse), mais on peut le pratiquer sans être engagée dans un parcours d'assistance médicale à la procréation, ni même avoir des problèmes de fertilité. Si vous avez un quotidien particulièrement stressant, si vous avez des règles douloureuses ou un fort SPM, si vous souffrez d'endométriose ou d'un SOPK, le yoga de la fertilité ne peut que vous faire du bien, ne serait-ce que pour vous aider à vous reconnecter à votre corps.

Chapitre 3

Je mets toutes les chances de notre côté

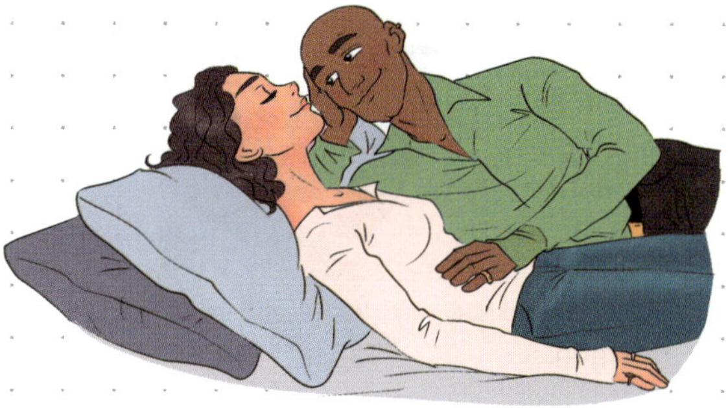

Attendre quelques cycles après l'arrêt de la pilule ? Faire l'amour tous les jours ? Dans une certaine position ? À l'heure des essais bébé, ce sont forcément des questions que vous vous poserez… à raison puisque cela fait partie des facteurs sur lesquels vous avez la main.

Je tords le cou aux idées reçues sur ma contraception avant de l'arrêter !

Elle vous a bien rendu service pendant quelques années (contre quelques désagréments et une petite charge mentale en plus, c'est vrai...), mais maintenant que le désir d'enfant est bel et bien là, il est l'heure de dire ciao à votre contraception ! Et pas de panique : les quelques petites inquiétudes et incertitudes que vous avez sûrement sont souvent injustifiées !

La pilule ? Mauvaise idée pour ma fertilité !

Faux

On peut reprocher à la pilule un tas de choses (des kilos en trop, des boutons, un moral en berne), mais pas de diminuer la fertilité ! Une étude danoise a comparé le taux de grossesse ou le délai de conception après pilule ou sans. Verdict : aucune différence entre les deux. La pilule ne fait que mettre la fertilité en pause en bloquant l'ovulation, grâce à une subtile combinaison d'hormones.

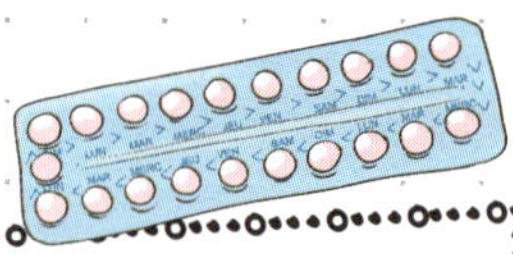

Le chiffre à retenir :
7 mois, c'est le délai moyen entre l'arrêt de la contraception et la conception. Mais il ne s'agit que d'une moyenne. Certaines femmes deviennent enceintes dès le mois suivant l'arrêt de la pilule, d'autres 1 an plus tard, sans qu'il n'y ait de problème de fertilité. Cependant, si au bout de 3 ou 4 mois, vos cycles ne sont toujours pas revenus à la normale, il est conseillé de consulter (voir p. 51).

Il vaut mieux attendre quelques cycles après l'arrêt de la pilule avant de me lancer.

Faux

Inutile, ce n'est pas cela qui rendra votre ovulation de meilleure qualité. D'ailleurs, à l'arrêt de la pilule, il n'est pas rare d'avoir une ovulation rapide. On parle « d'effet rebond ». Vous pouvez donc tomber enceinte avant même la réapparition de vos « vraies » règles. Cela étant, il est vrai que vos cycles peuvent mettre un peu de temps à retrouver une certaine régularité. La machine doit en effet se remettre en marche, et l'axe hypothalamo-hypophysaire peut mettre un peu de temps à se réactiver. C'est généralement l'affaire de 2 ou 3 mois, mais inutile d'attendre pour vous faire plaisir !

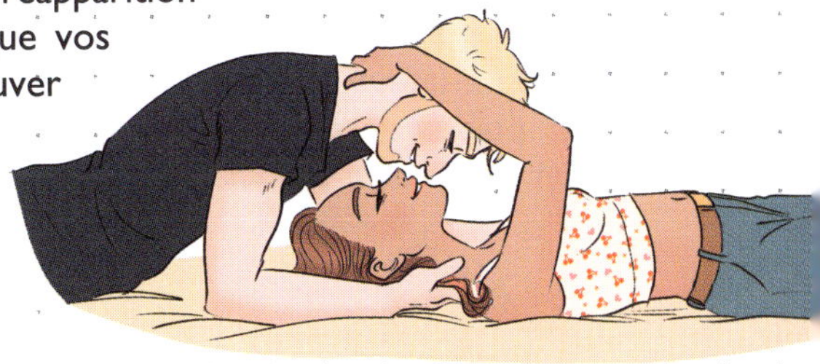

Sous contraception, j'ai des saignements en dehors des règles. C'est sûr, c'est mauvais signe pour ma fertilité !

Faux

Les spottings sont un effet secondaire fréquent de certains contraceptifs, implant et dispositif intra-utérin hormonal (DIU) notamment. Ils sont liés à l'imprégnation hormonale en continu qui fragilise la muqueuse utérine. Cette dernière a alors tendance à saigner un peu. Cela ne prédit en rien un problème de fertilité, tout devrait rentrer dans l'ordre après l'arrêt de votre contraception. Restez zen !

Je peux tomber enceinte dès le cycle suivant le retrait de mon stérilet/mon implant.

Vrai

Dès le retrait du stérilet (ou dispositif intra-utérin) ou de l'implant progestatif, le cycle peut reprendre naturellement. Le stérilet au cuivre ne bloque l'ovulation ni ne dérègle les hormones, mais repose sur l'action mécanique du cuivre qui neutralise les spermatozoïdes et empêche la nidification en créant une inflammation de l'endomètre. Le stérilet hormonal, quant à lui, libère un progestatif qui peut provoquer une légère atrophie (un amincissement) de la muqueuse qui tapisse l'utérus. C'est d'ailleurs l'une de ses actions contraceptives ! Celle-ci peut mettre quelques semaines à bien se régénérer et offrir un cadre propice à une bonne nidification. Mais ce n'est pas systématique, chaque corps réagit différemment. Vous serez peut-être surprise !

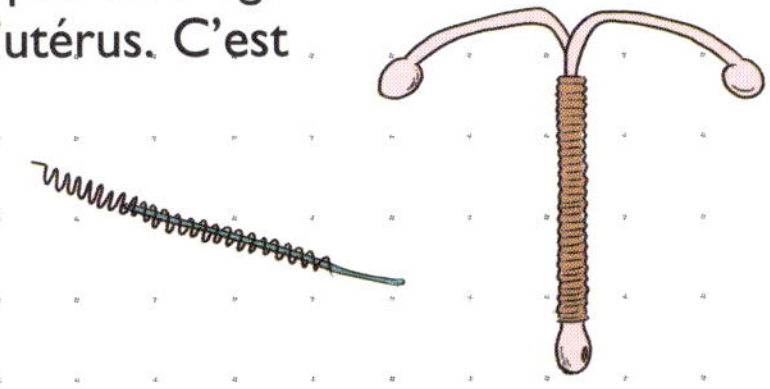

J'ai eu recours à un progestatif injectable. Ma fertilité peut mettre plusieurs mois à reprendre !

Vrai

L'injection de progestatif agit à la fois sur l'ovulation, la glaire cervicale et la muqueuse utérine, et ce pour une durée de 3 mois (d'où la fréquence d'injection trimestrielle), ce qui peut expliquer vos cycles irréguliers, voire absents… Après l'arrêt des injections, les cycles mettent plus ou moins de temps à redevenir réguliers : il faut compter 6 mois pour la moitié des femmes, un an pour un quart des autres. Ce retour tardif de la fertilité est d'ailleurs l'un des points noirs de ce mode de contraception. Vous trépignez ? N'hésitez pas à faire un point avec votre praticien !

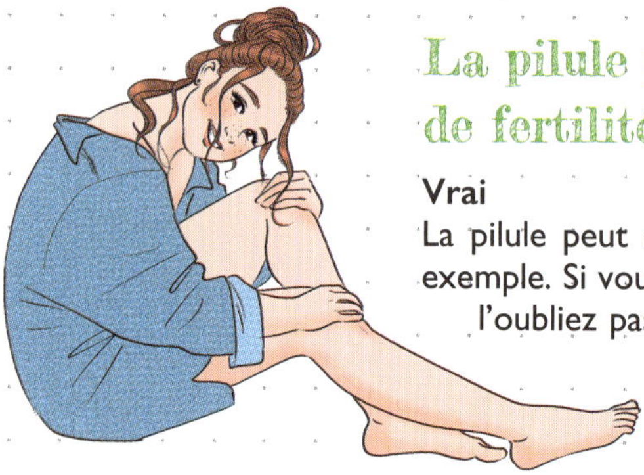

La pilule peut masquer un problème de fertilité.

Vrai

La pilule peut cacher certains problèmes au niveau du cycle par exemple. Si vous pensez être réglée comme du papier musique, ne l'oubliez pas : sous pilule, vos règles étaient de fausses règles ! Elles étaient déclenchées artificiellement par la privation hormonale, et donc forcément régulières puisque dépendantes de votre petite plaquette !

En résumé : pas de calcul ou de précaution inutile !

Arrêtez votre pilule ou faites-vous retirer votre stérilet ou implant quand vous vous sentez prête à commencer une grossesse (et après la visite préconceptionnelle), tout simplement ! Pas besoin de calcul, de marge de sécurité ou d'arrêt provisoire pour vérifier si tout va bien.

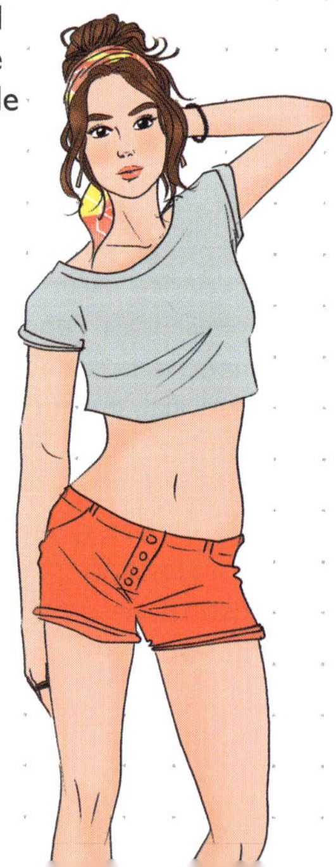

Mon programme pour bien cerner mon ovulation

Votre fenêtre fertilité ne dure que quelques (petits) jours par mois (2 ou 3 jours avant l'ovulation et 1 jour après). D'où l'importance de détecter ce « JO » (comme « jour d'ovulation »). En théorie, fastoche : elle a lieu pile poil au milieu du cycle. Mais ça, c'est pour un cycle de 28 jours (et encore !) et des cycles réguliers ! Pour affiner le tir, différentes méthodes existent. Tour d'horizon !

J'opte pour la bonne méthode

Votre mission : détecter votre date d'ovulation ! Mais, attention, la fiabilité des méthodes à votre disposition laisse souvent à désirer. Pas question de leur faire confiance les yeux fermés !

Je guette les signes de l'ovulation : bof !

C'est quoi exactement ?

Sous l'influence du pic de LH, le follicule grossit, grossit... jusqu'à éclater, pour libérer le précieux ovocyte. L'augmentation de la pression et le petit épanchement de sang et de liquide folliculaire peuvent entraîner une légère douleur pelvienne du côté de l'ovaire qui ovule, durant quelques heures, voire un ou deux jours. Et parfois même, un très léger saignement. Si c'est votre cas, vous êtes peut-être en train d'ovuler !

Efficacité : 1/10

Contrairement aux règles que l'on sent généralement bien passer, l'ovulation passe inaperçue chez la plupart des femmes. Le hic : cette méthode peut vous amener à surinterpréter, chercher des signes là où il n'y en n'a pas... et psychoter inutilement ! De plus, cela ne laisse que 24 heures (durée de vie de l'ovocyte après ovulation) pour prévoir les câlins.

La méthode du calcul : super simple... mais peu fiable !

C'est quoi exactement ?

La phase lutéale (la seconde phase du cycle après l'ovulation) dure généralement 14 jours. L'ovulation a donc logiquement lieu 14 jours avant le premier jour des règles suivantes. Ainsi sur un cycle de 28 jours, elle aura lieu à J +14 (= 28-14) ; sur un cycle de 32 jours, à J +18 (= 32-14) ; sur un cycle court de 25 jours, à J +11 (= 25-14). Facile, non ?

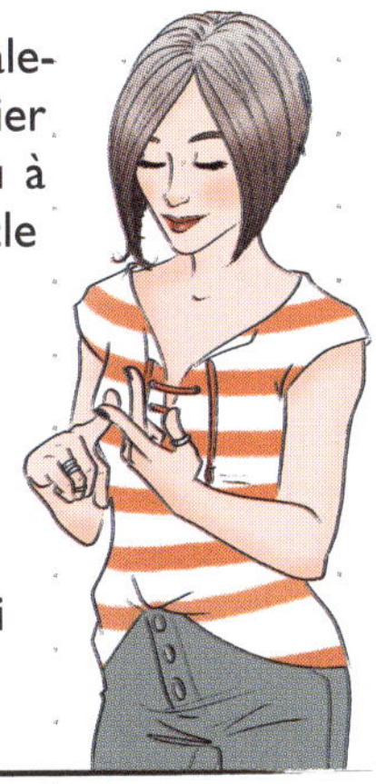

Mon pas-à-pas

Pour calculer la durée de votre cycle, partez du premier jour de vos règles (J +1) et continuez jusqu'au jour précédant le premier jour des règles suivantes. Le nombre de jours obtenu est la durée de votre cycle. Idéalement, faites-le sur plusieurs cycles de suite afin de voir si vos cycles sont réguliers ou non.

DATE DU PREMIER JOUR DES RÈGLES	JOUR PRÉCÉDENT LES RÈGLES SUIVANTES	DURÉE DU CYCLE

Une fois la durée de votre cycle connu, calculez la date de vos prochaines règles. Il vous suffit ensuite d'y soustraire 14 jours pour savoir quand vous ovulerez.

Date estimée des prochaines règles	Jour de l'ovulation

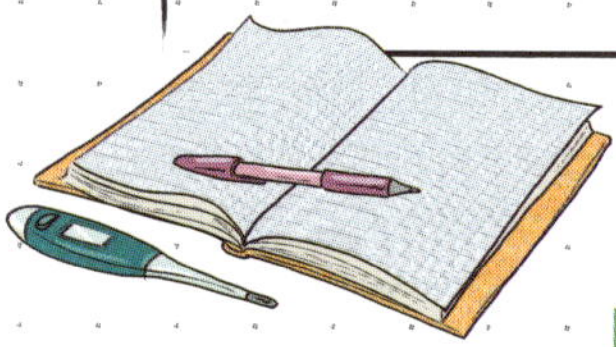

Efficacité : 3/10

À moins que vous ne soyez réglée comme une montre suisse, la durée de votre cycle peut varier d'un mois à l'autre. De plus, la phase lutéale ne dure pas toujours 14 jours. Verdict : voilà une méthode pour calculer (très) grosso modo votre date d'ovulation. Cela peut éventuellement fonctionner, mais en prévoyant une fenêtre de tir un peu plus large pour les câlins.

La courbe de température : bonjour la galère !

C'est quoi exactement ?

Pour cette méthode, on se base sur cet autre petit miracle du corps féminin : la sécrétion de progestérone par le corps jaune. Elle entraîne une élévation de sa température de quelques dixièmes de degrés (0,3 à 0,6 °C). Ainsi, durant la première phase du cycle, votre température tourne autour de 36,8 °C. Durant la seconde phase du cycle, elle monte à environ 37,2 °C. Cette élévation permet donc d'identifier l'ovulation… *a posteriori* ! Votre objectif ici : prendre votre température tout au long du cycle afin de détecter ce plateau thermique.

Mon pas-à-pas

Tous les matins à la même heure, prenez votre température avant de vous lever, avec le même thermomètre et, bien sûr, selon la même méthode (sachant que la voie rectale reste la plus précise). Reportez les résultats sur une courbe, et finissez par repérer votre ovulation : elle a lieu le jour précédant la montée de température, ou, pour être plus précis, au moment où il y a une petite baisse de température juste avant cette montée.

Efficacité : 3/10

Prendre tous les jours votre température en respectant moult conditions : c'est hyper contraignant ! De quoi ajouter un peu de poids à votre charge mentale ! Mais au-delà de ça (et c'est déjà bien pénible), le gros bémol de cette méthode est surtout qu'elle est rétrospective : dès que la température s'élève, l'ovulation est terminée ! Vous pourrez toutefois extrapoler sur le cycle suivant, mais ce n'est possible que si vos cycles sont réguliers. On revient donc toujours au même problème… Dernier souci (et non des moindres) : la méthode ne serait, scientifiquement parlant, pas fiable à 100 %. La preuve : la date d'ovulation obtenue par la courbe de température et celle détectée par échographie ne matcheraient que dans 30 % des cas. Cela tient notamment au fait que de nombreux facteurs peuvent influer votre température : une soirée arrosée, une mauvaise nuit, des horaires de travail décalés, un lever plus tardif le week-end, un rhume, un médicament…

Courbe plate = zéro ovulation ?
À la découverte de votre courbe d'ovulation plate comme un paysage beauceron, vous commencez à paniquer ? Restez zen ! 20 % des femmes n'ont pas de plateau thermique malgré une ovulation tout à fait normale. Bref, plutôt que de vous arracher les cheveux, tentez une autre méthode !

Le test d'ovulation : le plus fiable !

C'est quoi exactement ?

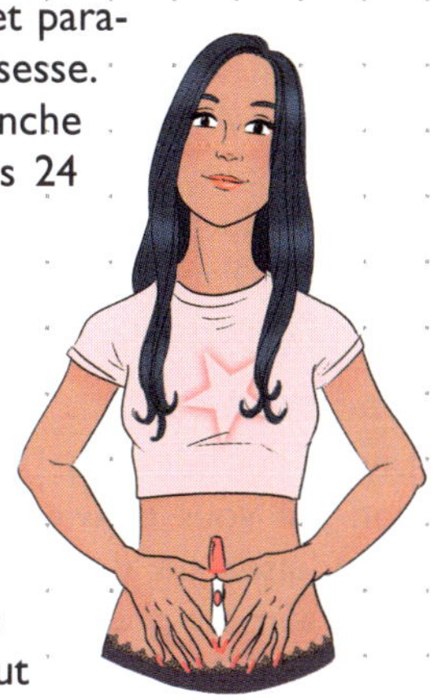

Le test d'ovulation, disponible en libre-service dans les pharmacies et parapharmacies, se présente sous la même forme qu'un test de grossesse. Il détecte dans les urines l'hormone lutéinisante (LH), qui déclenche l'ovulation. Elle augmente ? Bingo ! L'ovulation va avoir lieu dans les 24 à 36 heures.

Mon pas-à-pas

Après avoir acheté vos tests d'ovulation (prévoyez-en une dizaine pour être large), commencez à les utiliser 17 jours avant la date des règles suivantes. Par exemple, pour un cycle de 28 jours, commencez à J +11 (= 28-17, voir tableau ci-dessous). Si, chez vous, c'est free-style dans vos cycles, basez-vous sur la durée la plus courte et commencez les tests plus tôt pour ne pas rater le coche de votre ovulation. À noter : inutile de les utiliser dès le début du cycle, pour éviter de vous ruiner.

Quand commencer mes tests d'ovulation ?

DURÉE DE VOTRE CYCLE	22	23	24	25	26	27	28	29	30	31	32	33	34	35	36	37	38	39	40
DÉBUT DES TESTS	J +5	J +6	J +7	J +8	J +9	J +10	J +11	J +12	J +13	J +14	J +15	J +16	J +17	J +18	J +19	J +20	J +21	J +22	J +23

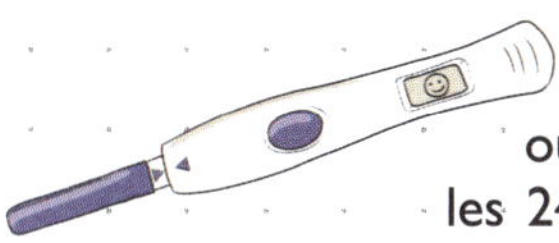

Vous êtes prête à vous lancer ? Faites le test au réveil sur vos premières urines. Si votre test change de couleur (ou indique un smiley ou autre pour les versions digitales), votre ovulation va survenir dans les 24 à 36 heures. C'est le moment de faire des câlins ! Si ce n'est pas le cas, continuez les tests tous les jours, jusqu'à ce que vous détectiez votre ovulation, ou durant 10 jours maximum. Cela n'a pas marché au bout de 10 jours ? Recommencez au cycle suivant, en débutant 2 jours plus tôt. Idem sur le cycle suivant. Si, au bout de 3 cycles, vous n'avez toujours pas détecté d'ovulation, il est conseillé de consulter.

Efficacité : 9/10

Prédictif, facile d'utilisation et fiable : le test d'ovulation est sans conteste la méthode la plus efficace pour détecter votre ovulation. Mais attention, même s'ils affichent 99 % d'efficacité, cela ne signifie pas pour autant que vous avez 99 % de chance de tomber enceinte ! Enfin, cette méthode nécessite de débourser quelques dizaines d'euros (en moyenne une trentaine d'euros pour 10 tests). Donc n'oubliez pas de prévoir un petit budget si vous êtes intéressée !

On n'arrête pas le progrès !
Certains tests d'ovulation permettent d'identifier les jours les plus fertiles de votre cycle (jusqu'à 4), en se basant sur la détection de la LH, mais aussi celle de l'œstrogène.

La méthode d'observation de la glaire : la moins poétique !

C'est quoi exactement ?

Au fil du cycle, la consistance de la glaire cervicale évolue. Après les règles, elle est quasi inexistante, d'où la sensation pas hyper agréable de sécheresse vaginale que vous pouvez ressentir. À l'approche de l'ovulation, la glaire augmente en quantité et devient plus fluide et filante. Le jour de l'ovulation, elle est plus abondante, transparente, filandreuse et glissante… comme du blanc d'œuf. Après l'ovulation, la glaire forme un filet au maillage serré pour protéger l'entrée de l'utérus : la glaire s'appauvrit, la sensation de sécheresse réapparaît. Vous l'aurez donc compris : il s'agit donc de détecter ce moment où votre glaire est au top !

Mon pas-à-pas

Lavez-vous les mains. Dans la position qui vous convient le mieux, introduisez un doigt dans votre vagin afin d'y prélever un peu de matière. Observez-la, touchez-la ! Si elle est collante, ce n'est pas encore la période fertile. Si elle est crémeuse, vous commencez à entrer dans votre fenêtre de fertilité. Si elle s'étire de quelques centimètres entre deux doigts, sans casser, bingo : votre ovulation ne saurait tarder.

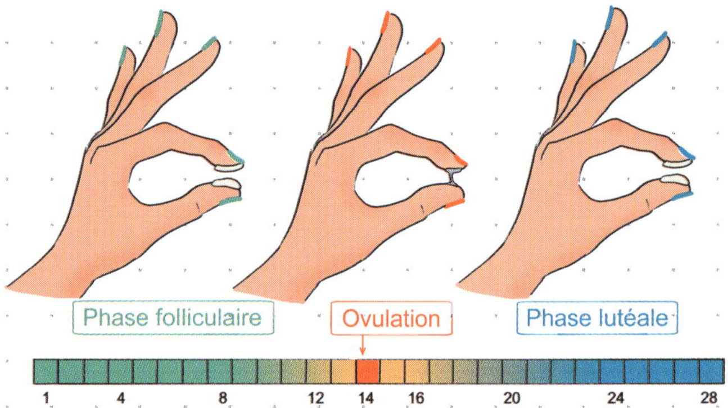

Et si vous vous écoutiez ?
Pas très à l'aise à l'idée de mettre « la main à la pâte » ? Certains défenseurs de la méthode proposent simplement d'être à l'écoute de son corps, de la sensation de sécheresse ou au contraire d'humidité au niveau de votre intimité. Autre solution : bien observer les traces laissées dans votre culotte ou sur le papier toilette, avant d'uriner. À bon entendeur !

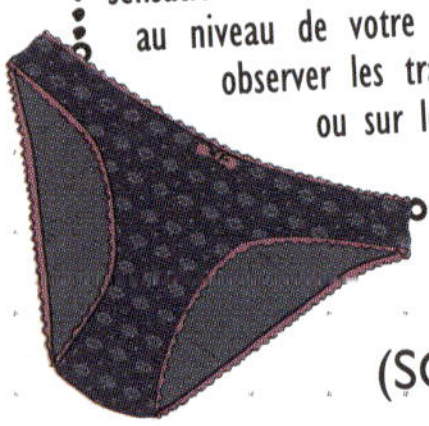

Efficacité : 2/10

Cette méthode nécessite de bien connaître votre corps et de ne pas avoir peur ou être gênée de partir à la découverte de votre intimité. Elle n'est pas non plus ultra-précise : on détecte une fenêtre d'ovulation, à quelques jours près. Mais le gros hic, surtout, c'est que différents éléments peuvent modifier la glaire cervicale : le désir sexuel (on peut alors confondre lubrification et glaire cervicale), le sperme (après des rapports sexuels), une infection vaginale, certains troubles (SOPK notamment)…

Je ne panique pas si mes cycles sont anarchiques !

Pourquoi je reste zen ?

Premier point : en fonction de votre mode de contraception, vos cycles peuvent mettre plus ou moins de temps à redevenir réguliers après son arrêt (voir p. 44). Ainsi, il n'est pas rare de devoir attendre 2 ou 3 mois pour que tout soit un peu mieux calé, voire plus pour certains contraceptifs. Second point : un cycle dit « normal » dure 28 jours, mais, en réalité,

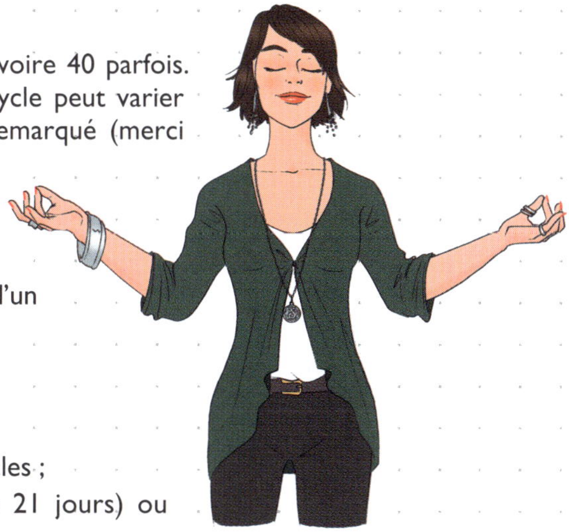

il peut varier selon les femmes de 21 à 35 jours, voire 40 parfois. Et parfois, chez une même femme, la durée du cycle peut varier d'un mois à l'autre. Vous l'avez sûrement déjà remarqué (merci la petite frayeur en cas de retard de règles !). En cause : des hormones capricieuses ! Ainsi, de nombreux facteurs peuvent les influencer et perturber votre cycle : le stress, des troubles du sommeil, un régime restrictif, la pratique excessive d'un sport, un choc émotionnel…

Mais attention aux warnings !

Consultez sans trop attendre si :

- vos cycles sont toujours irréguliers après 4 cycles ;
- certains de vos cycles sont courts (moins de 21 jours) ou toujours longs (plus de 40).

Dans certains cas, des cycles irréguliers peuvent être le signe d'une anovulation, c'est-à-dire une absence d'ovulation, généralement d'origine hormonale. On ne panique pas, mais mieux vaut faire un point. En attendant, vous pouvez faire une courbe de température sur 2 ou 3 cycles consécutifs, ou un test d'ovulation.

Si je n'ai pas (ou plus) mes règles, je fais le point sans paniquer !

Pourquoi je reste zen ?

Parfois, les ovaires sont un peu paresseux après avoir été mis au repos pendant des années, et il faut plusieurs semaines après l'arrêt de la contraception pour que les cycles reprennent. En attendant, il n'y a pas de règles… et donc pas d'ovulation. Par ailleurs, une perte de poids importante, un très gros stress, un choc affectif, certaines maladies ou traitements peuvent temporairement inhiber l'ovulation.

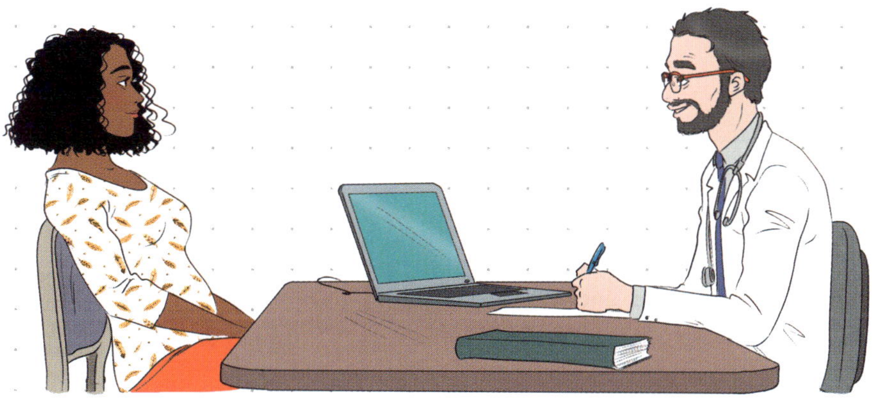

Mais attention aux warnings !

Consultez sans trop attendre si :

- vous n'avez toujours pas vos règles au bout de 3 ou 4 mois (sauf après une contraception par injection),
- vous présentez certains facteurs de risques : surpoids, obésité ou au contraire extrême maigreur, âge (plus de 37 ans) ou des antécédents gynécos (des kystes par exemple).

Les 4 commandements sous la couette

C'est l'heure de passer aux choses sérieuses : les câlins ! Où, quand, comment ? Mode d'emploi pour optimiser les chances de match entre votre petit ovule et son spermatozoïde.

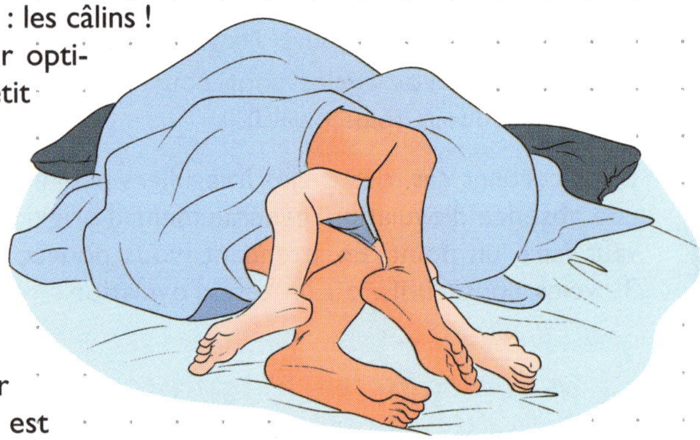

1. La bonne fréquence, nous adopterons !

Vous l'avez compris, la fécondation est en grande partie une question de timing ! Pour optimiser vos chances de conception, il est recommandé d'avoir des rapports 3 à 5 jours avant l'ovulation (le temps de survie des spermatozoïdes), et au moins un jour après (le temps de survie de l'ovocyte). Quant à la fréquence, inutile de faire preuve d'acharnement, voire de stakhanovisme ! Pendant cette fenêtre de fertilité, un câlin tous les deux jours, c'est bien. Tous les jours, pourquoi pas durant la période d'ovulation, mais pas dès le début du cycle ! N'oubliez pas, des rapports quotidiens (et a fortiori plusieurs fois par jour) peuvent, au bout de quelques jours à ce rythme, entraîner une baisse de qualité du sperme. Inutile donc de vous lancer dans un marathon du sexe, c'est contre-productif !

Un exemple de « bonne fréquence » pour un cycle de 28 jours

1	2	3	4	5	6	7	8	9	10	11	12	13	14	15	16	17	18	19	20	21	22	23	24	25	26	27	28
										X	X	X	X	X													

Vert = quand vous voulez (sans vous forcer)
Rose = Jours à cibler
Rouge = jours des règles

Pour autant, évitez de faire une fixette sur ce calendrier ! Faire l'amour sur rendez-vous peut vite casser l'ambiance, et parfois même nuire aux liens du couple. Gardez une part de spontanéité et, bien sûr, de plaisir et de complicité !

Abstinence = sperme de meilleure qualité ?
Inutile d'astreindre votre chéri à l'abstinence ! Une étude parue en 2009 démontre qu'éjaculer régulièrement (tous les 2 ou 3 jours) améliore la qualité du sperme, avec des spermatozoïdes plus mobiles et un A.D.N. moins abîmé.

2. Les positions, nous varierons !

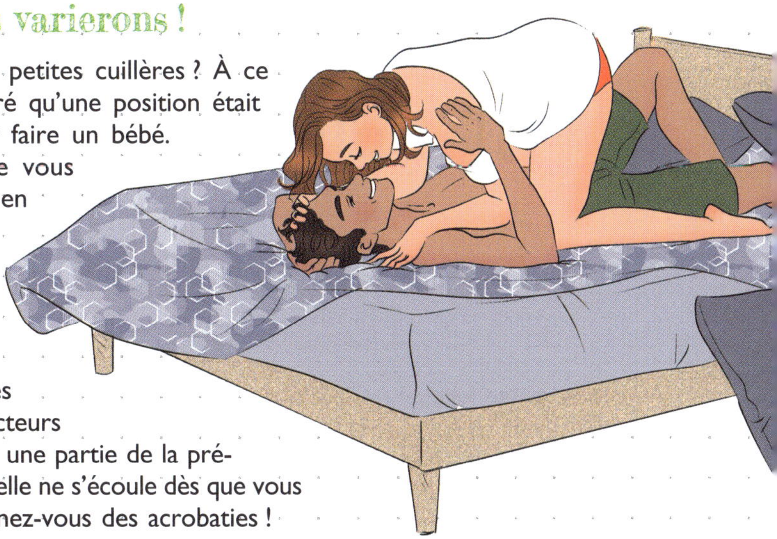

Le missionnaire, la levrette, les petites cuillères ? À ce jour, aucune étude n'a démontré qu'une position était plus efficace qu'une autre pour faire un bébé. Mais libre à vous, bien sûr, de vous lancer dans l'étude (et la mise en pratique) du Kamasutra ! Projet bébé ou non, la complicité et le plaisir partagés au sein de votre couple sont essentiels. De même, inutile de faire la chandelle ou le poirier après les câlins. Le sperme contient des facteurs de coagulation qui vont solidifier une partie de la précieuse semence et ainsi éviter qu'elle ne s'écoule dès que vous posez un pied hors du lit. Épargnez-vous des acrobaties !

3. Des orgasmes, nous aurons (mais surtout moi) !

Selon la théorie du *upsuck* (aspiration), les contractions utérines déclenchées par l'orgasme féminin favoriseraient, grâce à un phénomène d'aspiration, la rétention du sperme et l'ascension des spermatozoïdes vers le col de l'utérus. Le clitoris pourrait également jouer un rôle. En activant le cerveau, sa stimulation déclencherait une cascade de réactions qui favoriseraient la conception : le flux sanguin est boosté et le pH acide du vagin est partiellement neutralisé. Une aubaine pour les spermatozoïdes ! Donc oui : des câlins avec orgasme, c'est toujours mieux, sur tous les plans ! Pour autant, pas de pression : ce n'est pas parce que le plaisir n'est pas toujours au rendez-vous que vous ne pourrez pas tomber enceinte ! L'orgasme féminin dépend d'un tas de facteurs et peut être provoqué en-dehors de la pénétration, vous le savez !

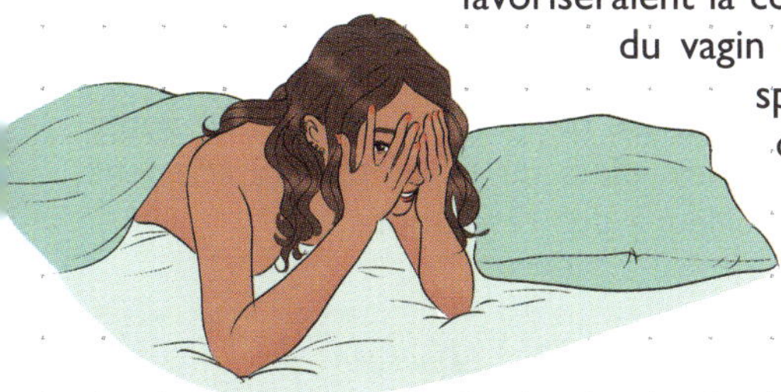

4. Le lubrifiant, nous éviterons !

Le lubrifiant ? Mettez-le de côté le temps des essais bébé. En plus de contenir souvent des perturbateurs endocriniens (voir p. 76), certains lubrifiants altèrent le pH du vagin (qui devient alors trop acide ou pas assez) et la composition des sécrétions vaginales, créant alors un milieu pas vraiment accueillant pour les spermatozoïdes. À la clé : des spermatozoïdes qui avancent à deux à l'heure… De bons préliminaires sont un moyen 100 % naturel et efficace pour une bonne lubrification. Si vous souffrez de sécheresse vaginale, il est peut-être intéressant de consulter (ou d'en parler lors de votre visite préconceptionnelle), car ce petit désagrément pourrait avoir une cause hormonale. Dernière petite précision : les lubrifiants visant à booster la fertilité n'ont pas prouvé leur efficacité.

Chapitre 4

Je traque les ennemis de la fertilité

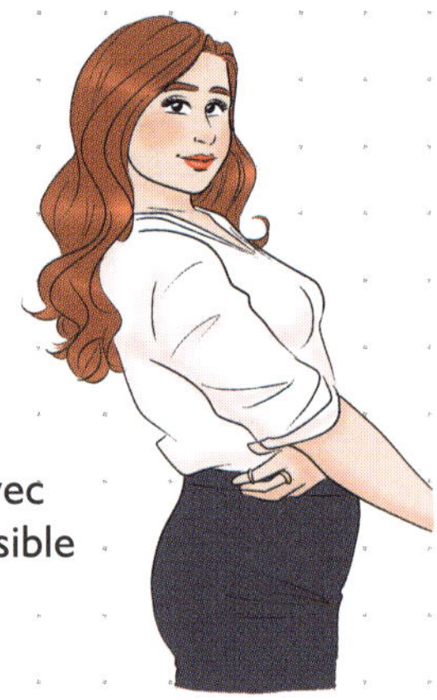

Améliorer votre fertilité ? C'est possible en vous attaquant à tout ce qui ne veut pas du bien à vos petits ovules et aux spermatozoïdes de votre moitié… ainsi qu'à tous les rouages de cette grande mécanique de la conception. On ne connaît pas encore tous les coupables, mais certains sont d'ores et déjà démasqués. Et avec quelques précautions et un peu (ou beaucoup) de volonté, il est possible de les éviter... Ou au moins de les limiter. À vous de jouer !

Mon programme pour en finir (enfin) avec le tabac !

Besoin d'un argument ultime pour écraser, enfin, votre dernière cigarette ? Sachez que le tabagisme est un vrai poison pour votre fertilité, qu'il s'agisse de la vôtre ou celle de votre moitié. Heureusement, une fois votre paquet remisé, les effets du tabac sont rapidement réversibles… Bref, c'est le moment de prendre la meilleure des résolutions !

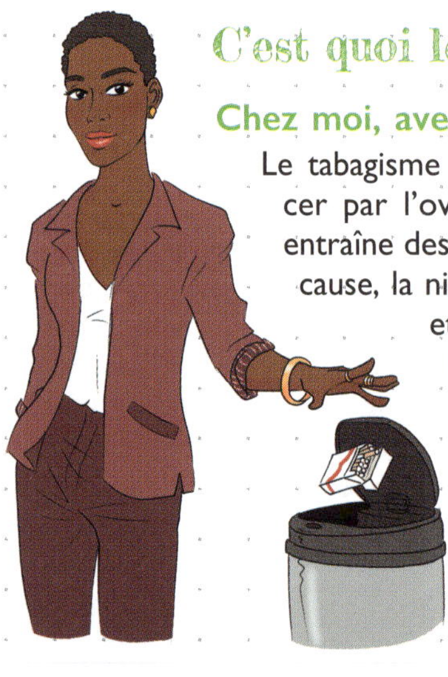

C'est quoi le problème pour notre fertilité ?

Chez moi, avec la cigarette, mes chances partent en fumée !

Le tabagisme sévit à toutes les étapes de la conception… à commencer par l'ovulation. En effet, le tabac diminue la réserve ovarienne, entraîne des troubles de l'ovulation et altère la qualité des ovocytes. En cause, la nicotine agirait au niveau de l'axe hypothalamo-hypophysaire et interférerait avec les sécrétions des hormones du cycle. Ensuite, à l'étape de la nidification, la cigarette nuirait à la bonne vascularisation de l'utérus, alors beaucoup moins accueillant pour l'œuf. Résultat : le taux d'implantation diminue et le risque de fausse couche précoce augmente.

D'autres hypothèses avancent également un effet (négatif bien sûr) du tabac au niveau des trompes. Au final, le tabagisme pourrait diminuer la fécondabilité de 10 % à chaque cycle et quasiment doubler le délai de conception. Et il y a un effet dose : plus vous fumez, plus les effets sur votre fertilité sont marqués.

Chez lui, des spermatozoïdes intoxiqués et une érection en berne.

Du côté de votre homme, le constat n'est pas plus réjouissant. Au programme du tabagisme : des testicules rabougris et une spermatogenèse moins efficace, avec des spermatozoïdes pas très vigoureux. Moins nombreux à l'appel, ils sont en plus un peu lents et leur A.D.N. est fragmenté. Pas gagné pour la fécondation ! Les métaux lourds de la cigarette (le plomb notamment) modifient quant à eux la composition du liquide séminal, alors beaucoup moins accueillant pour les spermatozoïdes. Un dernier argument qui pourrait finir de convaincre votre moitié : après une cigarette, l'érection est 20 % moins efficace dans les 5 heures qui suivent.

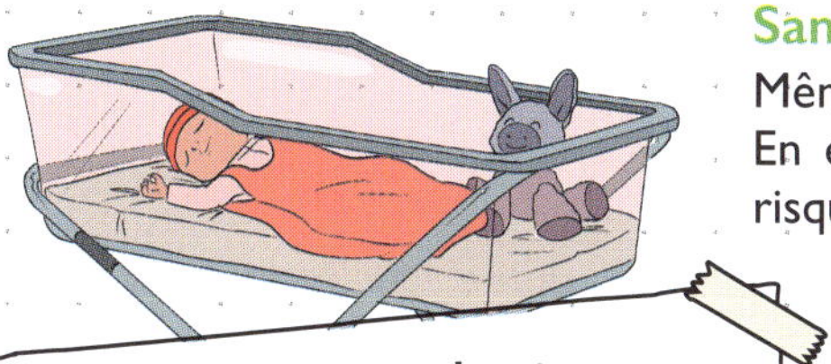

Il ne fait pas bon de planer pour la fertilité !
Le cannabis altère le fonctionnement des testicules et la sécrétion de testostérone. Résultat : la proportion de spermatozoïdes bien formés diminue drastiquement.

Sans oublier… la santé du bébé !

Même en cas de tabagisme durant la conception ! En effet, le tabagisme maternel pourrait accroître le risque d'accouchement prématuré, tandis que celui du futur papa augmenterait la fréquence de certains cancers chez le jeune enfant. C'est une question d'épigénétique (voir p. 30) : sous l'effet de certains facteurs environnementaux – dont le tabagisme –, l'A.D.N. du spermatozoïde est traité différemment, ce qui active ou inhibe certains gènes et peut entraîner, plus tard, l'apparition de certaines maladies.

Je fais le point sur mes motivations

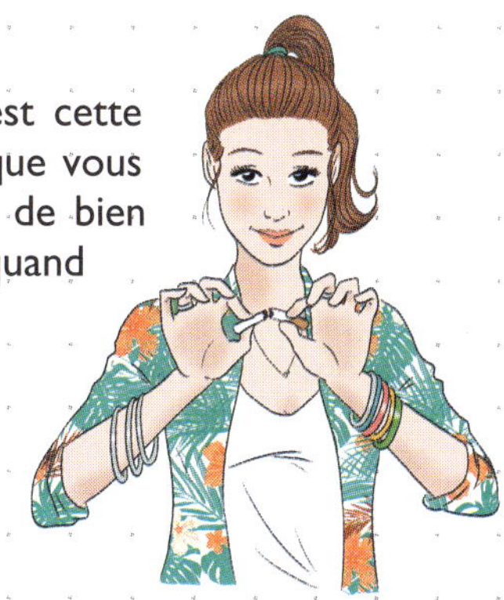

La motivation est la clef du succès du sevrage tabagique. C'est cette petite voix qui vous soutiendra, vous donnera le courage lorsque vous n'aurez qu'une envie : vous en griller une ! D'où l'importance de bien l'identifier pour vous la remémorer comme un petit mantra quand votre volonté flanchera (#spoiler : ce sera forcément le cas !).

Je veux arrêter de fumer car…

○ **Je veux améliorer ma fertilité.**
Le chiffre qui motive : deux à trois mois après l'arrêt du tabac, la fertilité revient à la normale.

○ **Je veux faire des économies.**
Le chiffre qui motive : 10 cigarettes par jour à 10 € le paquet, c'est 150 €/mois, soit 1 800 €/an.

○ **Je veux préserver ma santé.**
Le chiffre qui motive : un an après l'arrêt du tabac, votre risque d'A.V.C. imputable à la cigarette a disparu.

○ **Je veux retrouver mon souffle.**
Le chiffre qui motive : trois mois après l'arrêt du tabac, vous retrouvez votre souffle et ne souffrez plus le martyre lors de votre run matinal.

○ **Je veux une belle peau.**
Le chiffre qui motive : un mois après l'arrêt du tabac, votre peau respire. Adieu, teint brouillé !

○ **Je veux retrouver le goût et l'odorat.**
Le chiffre qui motive : deux ou trois jours après l'arrêt de la cigarette, vous apprécierez à nouveau le parfum de votre cher et tendre.

Je note ici mes autres motivations :

....

....

Je prépare mon arrêt

Arrêter de fumer ? Vous avez tenté X fois… sans succès sur la durée. Une histoire de motivation, mais peut-être aussi de circonstances. Pour éviter de craquer, balisez au maximum votre projet stop tabac.

Je commence au bon moment du cycle

Se lancer dans cette difficile entreprise à l'approche des règles ? Intuitivement, vous diriez que ce n'est pas la meilleure des idées ! Et la science l'a confirmé : il serait plus difficile de se sevrer en phase lutéale (seconde partie du cycle) qu'en phase folliculaire (première partie du cycle). L'explication serait à chercher du côté des hormones (évidemment !) : durant la phase lutéale, les taux de progestérone et d'œstrogènes sont au plus bas, ce qui pourrait accroître le syndrome de manque.

Arrêter bien en amont des essais bébé : c'est mieux !
Vaut-il mieux vous lancer dans le sevrage tabagique en arrêtant votre pilule ou avant ? Une étude française a tranché : le plus tôt possible, c'est mieux ! Les résultats montrent en effet que le tabac, même lorsqu'il est stoppé trois mois avant la grossesse, laisse des traces dans le placenta de la future maman. Or le placenta est l'organe qui va nourrir et protéger votre bébé durant toute la grossesse.

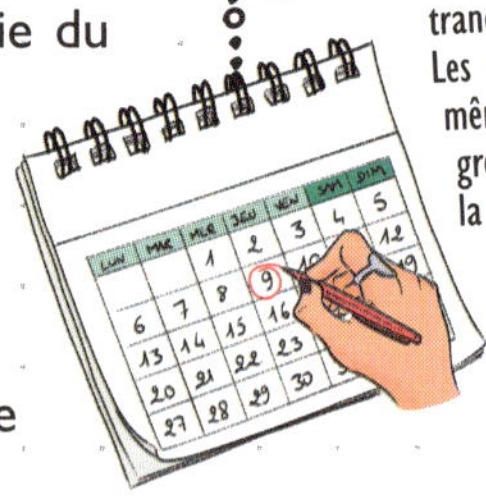

Je fixe une date (et je m'y tiens)

Programmez à l'avance la date de votre arrêt, cela renforcera votre motivation et vous habituera petit à petit à l'idée du sevrage. Choisissez de préférence une période sans trop de stress, sachant toutefois qu'il n'y a jamais de moment parfait… Vous pouvez aussi associer cet arrêt à un moment clé (et positif) de votre vie : votre anniversaire, la nouvelle année, un nouveau job, l'achat de votre appart...

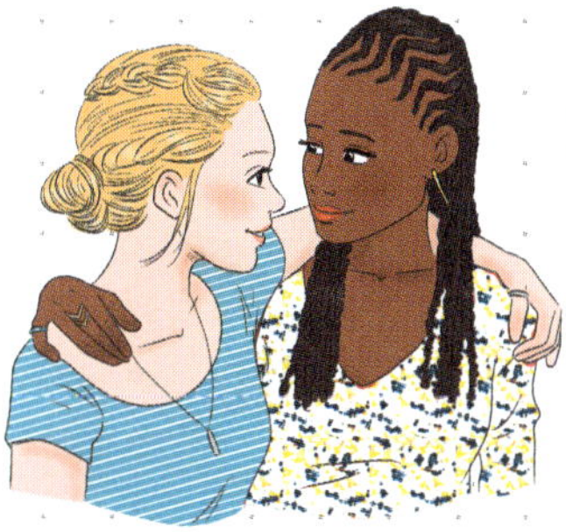

Je préviens mes proches

Une fois la date fixée, informez vos familles, amis, collègues. C'est une manière de rendre votre projet un peu plus concret… et de tenir cet engagement. Cette grande annonce est aussi l'occasion d'expliquer vos motivations, vos doutes et craintes quant aux situations à risque (les apéros, les soirées, les pauses-café...). Votre entourage sera ainsi plus à même de vous soutenir, d'être un peu plus tolérant si vous êtes à fleur de peau et de vous éviter certaines tentations. C'est également le moment de constituer votre « comité de soutien », en prenant soin de bien choisir les membres de ce *crew* antitabac : idéalement, des personnes qui sont, elles aussi, passées par là… avec succès !

À deux, c'est mieux !

Votre #couplegoal : arrêter de fumer en duo. Primo, pour éviter le tabagisme passif, secundo parce que côté fertilité, vous êtes tous les deux concernés. Enfin, c'est bien connu : à deux, on est plus forts ! En bonus, gardez à l'esprit que vous ferez de vraies économies pour préparer un beau petit nid douillet à votre bébé ou vous offrir une babymoon. Si votre moitié ne fume pas, trouvez un autre partenaire de sevrage pour vous encourager mutuellement.

Je fais place nette

Jouez-la Marie Kondo : débarrassez-vous de tout ce qui peut vous rappeler la cigarette de près (le paquet gardé « au cas où ») ou de loin (cendrier, briquet). C'est la meilleure façon de ne pas succomber à la tentation « juste une cigarette », principale cause de rechute.

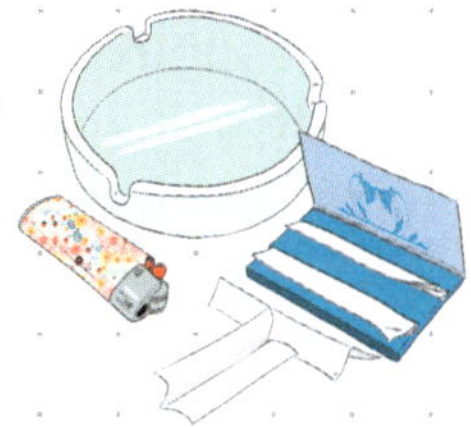

Je choisis ma méthode

Le sevrage tabagique est un vrai challenge, d'autant plus difficile que votre histoire d'amour avec la cigarette est longue et vos rendez-vous nombreux. Pour ne pas flancher dès la première journée, veillez à identifier la nature de votre dépendance et à choisir la stratégie de séparation la mieux adaptée.

Faites-vous aider !
Pour mieux comprendre votre profil de fumeuse, choisir la bonne méthode et être régulièrement suivie et conseillée, n'hésitez pas à consulter un professionnel. Vous pouvez contacter gratuitement un tabacologue de Tabac info Service au 39 89, ou prendre rendez-vous pour une consultation de tabacologie. Petit coup de pouce en plus : l'appli Tabac Info Service (gratuite sur Google Play et App Store).

TEST EXPRESS

POURQUOI JE SUIS ACCRO À LA CIGARETTE ?

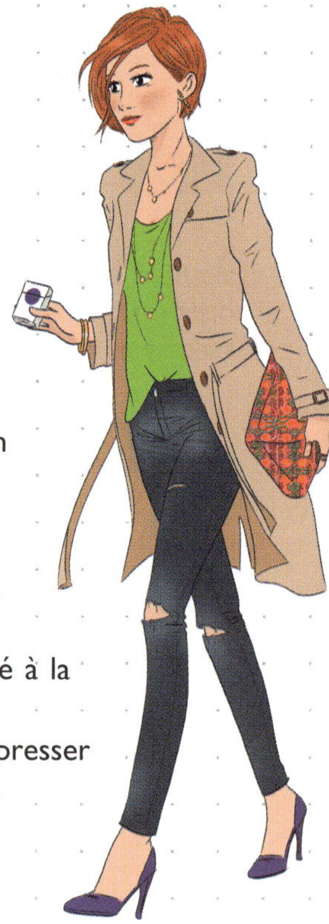

Au lever, vous fumez votre première cigarette…

○ Dans les 5 à 15 premières minutes.
□ Dans les deux heures ou plus tard.
△ Dans l'heure.

Chaque jour, vous en fumez :

□ Entre 10 et 20.
○ Plus de 20.
△ Moins de 10.

De quelle cigarette avez-vous le plus de mal à vous passer ?

○ Toutes autant qu'elles sont.
△ Celle qui accompagne votre café.
□ La cigarette réconfort en cas de stress ou de nervosité.

Éviter de fumer dans les endroits où c'est interdit…

□ C'est un peu compliqué, mais vous arrivez à tenir.
△ Vous y arrivez plutôt facilement.
○ Vous trouvez ça extrêmement difficile... et dénichez toujours une solution pour gruger.

Le plus difficile, dans l'arrêt du tabac, c'est :

△ L'habitude, le geste lié à la cigarette.
□ La difficulté à décompresser en cas de stress sans cigarette.
○ Le manque physique et ses symptômes.

FAITES LES COMPTES !

○	△	□

Vous avez un maximum de □ : *votre dépendance est plutôt psychologique*

Pourquoi vous êtes accro ?

Réconfort en cas de coup de blues, recentrage quand vous avez du mal à vous concentrer, relaxation quand le stress pointe : chez vous, chaque cigarette allumée vient combler un besoin. Le tabac, c'est un peu votre béquille psychologique, un geste qui fait du bien, comme le doudou de votre enfance.

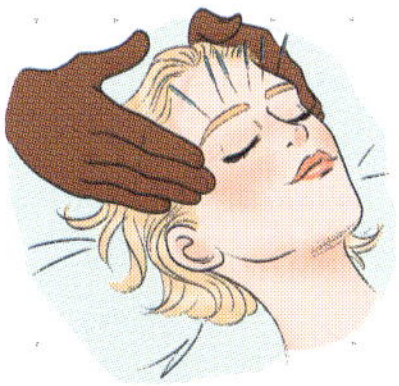

Votre solution sur mesure : l'acupuncture

Derrière l'addiction au tabac, il y a souvent une souffrance, un stress, un manque. C'est à cela que va s'intéresser la médecine traditionnelle chinoise, via l'acupuncture. Le praticien prendra en compte votre mode de vie, l'historique de votre addiction, les émotions associées à la cigarette, vos symptômes du manque. Puis, avec des petites aiguilles, il s'attachera à rétablir l'équilibre énergétique afin de vous permettre de retrouver un équilibre physique et émotionnel et supprimer par la même occasion ce besoin de compenser par la cigarette. L'accompagnement dure tout le long du sevrage, avec un rythme soutenu au début : trois séances les huit premiers jours, puis une séance par semaine, puis une séance tous les 15 jours. Mais attention : les aiguilles ne sont pas magiques ! Plus votre addiction est ancienne, plus vos résistances au sevrage seront fortes. Et évidemment, elles ne dispensent pas d'un engagement à 200 % dans votre projet d'arrêter ! Votre mot d'ordre : rester motivée !

Vous avez un maximum de △ : votre dépendance est plutôt comportementale

Pourquoi vous êtes accro ?

Le café du matin, les pauses au boulot, les soirées entre amis… : vous avez pris l'habitude de fumer à certains moments précis. Et cette habitude s'est ancrée dans votre esprit, pour devenir ni plus ni moins qu'un automatisme. Résultat : avant même que vous ne vous en rendiez compte, vous avez dégainé votre briquet !

Votre solution sur mesure : les TCC (ou thérapies cognitives et comportementales)

Les TCC sont des thérapies brèves : pas besoin de vous allonger durant de longues années sur le divan du psy. Largement utilisées dans les consultations de tabacologie, elles visent à identifier les comportements liés à la cigarette et à les modifier avec de nouvelles habitudes. Le praticien qui vous accompagnera commencera sûrement par vous demander de faire un petit « agenda tabac », où vous indiquerez l'heure, le nombre de cigarettes fumées, le lieu, les circonstances, vos pensées associées, vos émotions... Cet outil lui permettra de détecter certains réflexes conditionnés. Une fois ces automatismes débusqués, il vous aidera à les déprogrammer en mettant en place des stratégies pour éviter de craquer et de nouvelles habitudes pour les remplacer. Par exemple, si la cigarette vous sert à décompresser, il s'agira de trouver une nouvelle méthode pour relâcher la pression (un exercice de respiration par exemple). Le thérapeute vous aidera également à renforcer votre motivation avec l'aide de différentes techniques, comme la balance décisionnelle.

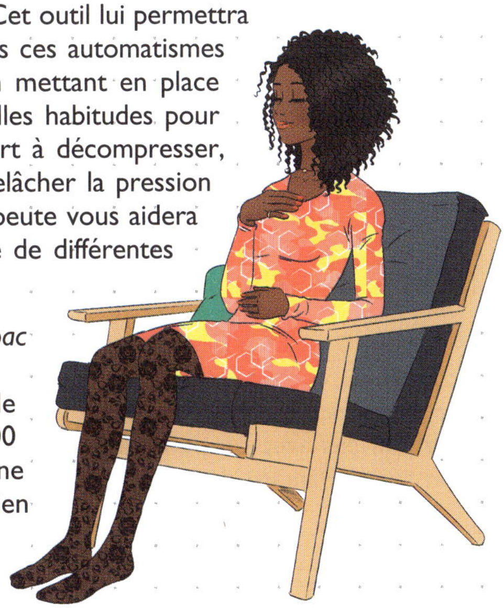

Votre outil en plus : Classique de la TCC antitabac réalisé en début de suivi : la balance décisionnelle

Le principe est simple : vous pesez le pour et le contre à arrêter de fumer, en notant de 1 à 100 chaque élément. Puis vous faites les comptes ! Une méthode souvent implacable pour trouver (ou bien ancrer) la motivation d'arrêter !

Les avantages à continuer de fumer		Les avantages à arrêter de fumer	
....	.../100	....	.../100
....	.../100	....	.../100
....	.../100	....	.../100
total	..../100	total	.../100

Mettez toutes les chances de votre côté !
Il est possible de cumuler les méthodes d'aide au sevrage lorsque la dépendance est forte et de nature multiple. Par exemple, on associe souvent TCC et substituts nicotiniques.

Vous avez un maximum ○ : *votre dépendance est plutôt physique*

Pourquoi vous êtes accro ?
La motivation a beau être là, le manque et son cortège de symptômes (fringales, irritabilité, tremblements, sueurs…) sont tellement forts qu'ils la balaient d'un coup. C'est sûrement que vous avez une dépendance physique au tabac, et plus précisément à la nicotine, une substance hautement addictive.

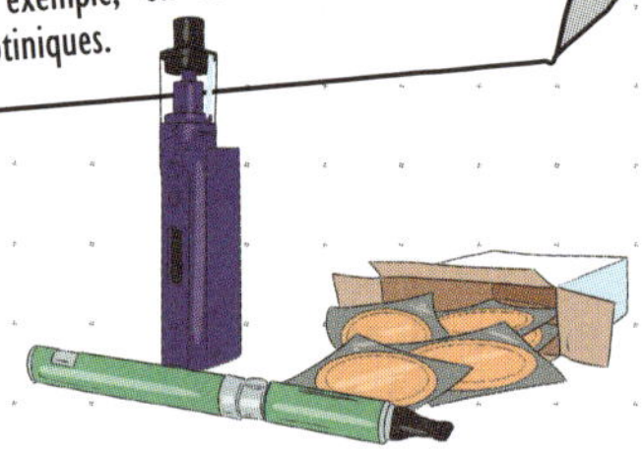

Votre solution sur mesure : les substituts nicotiniques
Les substituts nicotiniques sont une véritable aide pour vous libérer de cette dépendance physique. La preuve : ils augmenteraient de 50 % à 70 % les chances de sevrage. Et il n'y a pas de honte à y recourir : parfois, la volonté ne suffit pas, le corps parle ! Sous forme de patchs, gommes, pastilles à sucer, inhalateurs, sprays, ils libèrent de la nicotine (en plus ou moins grande quantité selon votre niveau de dépendance) et soulagent ainsi les symptômes de manque. Souvent, on associe deux types de substituts pour plus d'efficacité : le patch qui diffuse de la nicotine en continu, et les formes orales (gomme, pastille…) pour calmer une subite envie de cigarette. Peu à peu, le besoin de fumer diminue, jusqu'à disparaître au bout de trois à six mois en moyenne. À condition bien sûr de ne pas fumer à côté ! Votre médecin ou sage-femme peut vous prescrire ces substituts, qui sont alors remboursés. Le reste peut être pris en charge par votre mutuelle.

J'adopte 7 astuces anti-clope !

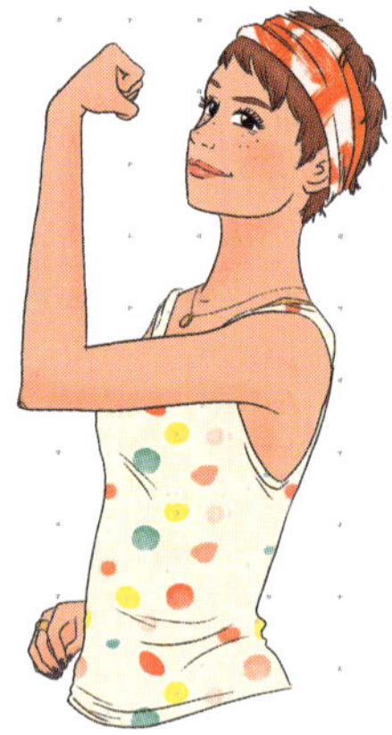

Face au tabac, on n'est jamais suffisamment armé ! Voici quelques petites munitions supplémentaires pour mieux vous défendre.

Je me félicite !

Chaque heure, chaque jour, chaque semaine passée sans cigarette est une petite victoire. Rien que pour cela, vous méritez de vous féliciter, pourquoi pas avec un petit cadeau de vous… à vous ! Gâtez-vous : c'est tout l'avantage de l'auto-renforcement positif !

J'invente des petits mantras !

« Dans 5 minutes, l'envie sera passée », « je suis forte et capable de résister », « je fais ça pour mon futur bébé » : imaginez quelques mantras à vous réciter lorsque vous sentez le craquage arriver dangereusement.

Je respire

Pour faire passer une envie de cigarette, testez la respiration en rectangle : inspirez sur 3 secondes, retenez votre respiration sur 2 secondes, expirez sur 5 secondes, faites une pause de 2 secondes et reprenez. À faire durant 3 minutes. Particulièrement efficace pour échapper aux cigarettes antistress, celles que vous grillez lorsque vous sentez la pression monter. En ramenant le calme dans le corps – et l'esprit –, la respiration est un vrai coup de pouce.

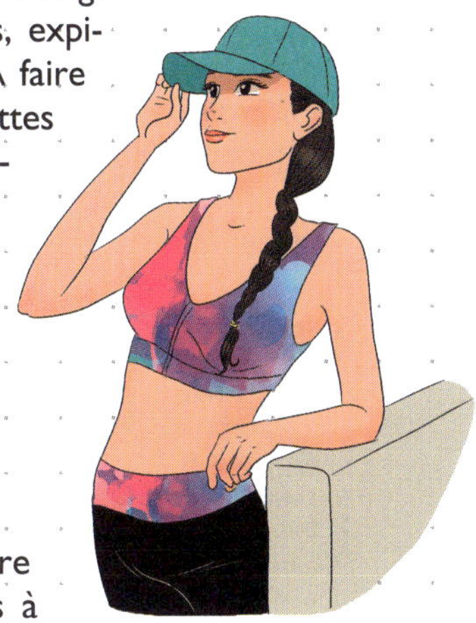

Je bouge !

Tout comme la nicotine, le sport stimule la sécrétion de dopamine, l'hormone du bonheur. Faites-vous plaisir !

J'occupe mes mains

Trouvez une parade à ce geste bien ancré qui est de porter votre cigarette à la bouche : triturez une balle antistress, mettez-vous à l'origami, testez-le coloriage…

J'esquive les tentations

La pause-café, les apéros entre amis… : au début de votre sevrage, il est plus raisonnable de ne pas tenter le diable avec ces situations à haut risque. Remplacez-les par de nouvelles habitudes : une pause fruit au travail, un temps étirements en télétravail, etc.

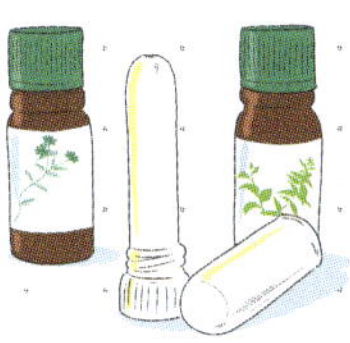

Je sniffe mon flacon d'huile essentielle

Dans un stick inhalateur (disponible en pharmacie ou en vente sur les sites spécialisés), versez 8 gouttes d'huile essentielle de cannelle de Ceylan écorce (*Cinnamomum zeylanicum*), 5 gouttes d'HE de clou de girofle (*Syzygium aromaticum*), 8 gouttes d'HE de camomille romaine (*Chamaemelum nobile*) et 10 gouttes d'HE de lemongrass (*Cymbopogon flexuosus*). Dès que l'envie de fumer surgit, respirez profondément la mèche imbibée.

Mes petites recettes pour lever le pied côté alcool

« Zéro alcool durant neuf mois », le message est bien ancré dans les esprits. En revanche, « zéro alcool durant la conception », ce n'est pas gagné ! Certes, les effets de l'alcool sur la fertilité sont moins flagrants que ceux de la cigarette, mais c'est peut-être aussi parce qu'ils sont beaucoup moins étudiés !

Zéro alcool dès les essais bébé : pourquoi c'est mieux ?

Un verre de vin, un mojito ou une bière occasionnellement : cela n'a pas d'impact sur la fertilité, rassurez-vous. C'est lorsque le petit verre d'alcool devient une habitude quotidienne que les effets sur la fertilité se font ressentir. Chez vous, une consommation excessive d'alcool peut altérer l'ovulation et augmenter le risque de fausse couche en entravant la bonne nidification. Chez votre homme, une baisse de la qualité du sperme est observée à partir de deux verres par jour. Une consommation excessive d'alcool durant la conception pourrait également avoir des conséquences sur la santé du bébé, notamment en augmentant les risques d'obésité et de diabète, suggère une étude australienne. Question d'épigénétique…

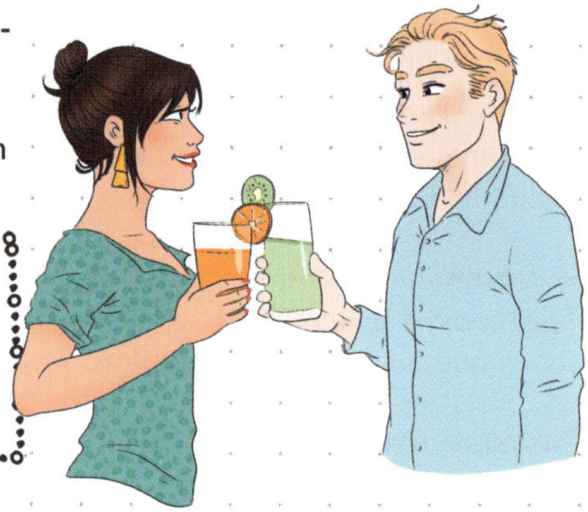

Teneur en alcool : halte aux idées reçues !

La bière est peut-être moins forte en alcool, mais on en boit généralement plus ! On garde en tête qu'1 verre d'alcool = 10 g d'alcool pur = 1 verre de vin (10 cl) à 12 °C = 1 demi de bière (25 cl) à 5°= 1 coupe de champagne (10 cl) à 12° = 1 mojito (3 à 5 cl de rhum). Donc attention aux excès, quels qu'ils soient !

Je me lance !

Pour faire « comme si » sans prendre de risque, mettez-vous au mocktail (de l'anglais *mock*, imiter). Parfait pour vous entraîner avant la grossesse ! De quoi initier au passage votre entourage au dry apéro...

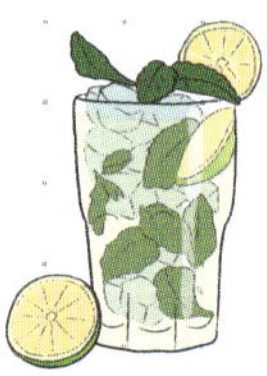

Le virgin mojito

Pour 1 verre

Dans un grand verre à cocktail, pressez 1 citron vert bio, puis découpez-le en quartiers. Déposez-le au fond du verre. Ajoutez 2 cuillères à café de cassonade, puis écrasez le tout à l'aide d'un pilon. Froissez légèrement 8 feuilles de menthe fraîche, déposez-les dans le verre. Versez 7 cl d'eau gazeuse. Ajoutez de la glace pilée, puis mélangez avec une longue cuillère.

Variante : remplacez l'eau gazeuse par du jus de pomme.

La pina colada sage

Pour 2 verres

Dans un blender, mixez 15 cl de jus d'ananas, 6 cl de jus d'orange, 9 cl de lait de coco et une dizaine de glaçons. Versez dans deux verres, décorez d'une tranche d'ananas et de quelques feuilles de menthe.

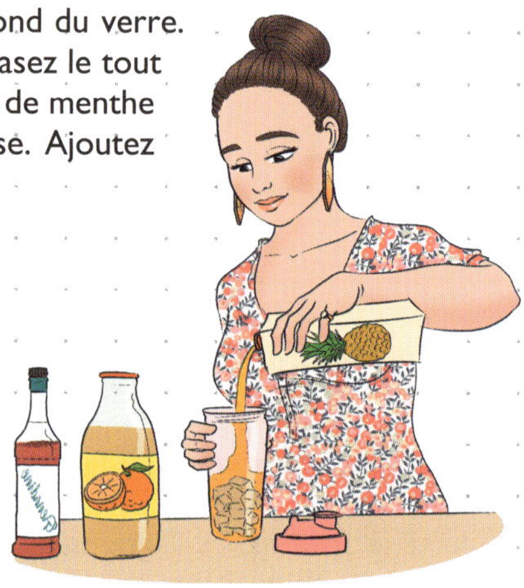

Le pomelo fizz

Pour 1 verre

Dans un verre, versez 5 cl de jus de pamplemousse fraîchement pressé. Ajoutez 2 cl de sirop de pêche, puis quelques glaçons. Laissez reposer quelques secondes, puis versez 7 cl d'eau gazeuse. Ajoutez une pointe de piment d'Espelette (facultatif) et remuez.

L'afterglow

Pour 1 verre

Dans un shaker rempli de glaçons, versez 8 cl de jus d'orange, 8 cl de jus d'ananas et 2 cl de sirop de grenadine. Shakez quelques secondes, puis versez dans un verre tulipe en retenant la glace. Décorez d'une rondelle d'orange.

Mes bonnes résolutions pour atteindre le poids idéal (sans me mettre la pression) !

Accepter vos quelques kilos en trop ? C'est bien (#bodypositive) ! Mais un vrai surpoids (indice de masse corporelle parlant), voire une obésité, peut avoir un réel impact sur la fertilité… et la santé bien sûr. Sans compter les risques de complications durant la grossesse. Il ne s'agit donc pas d'atteindre le poids de vos rêves – encore moins celui imposé par les diktats de la société. Simplement, celui qui est le mieux pour votre fertilité !

Je m'informe sur ma fertilité !

Avec l'âge et la cigarette, le surpoids (I.M.C. entre 25 et 30) et l'obésité (I.M.C. supérieur à 30) sont les ennemis de la fertilité les mieux identifiés. Ce qu'on leur reproche ? Ils altèrent la qualité de l'ovulation, entraînant parfois une absence d'ovulation. Le mécanisme est, vous vous en doutez, hormonal. La graisse corporelle, surtout lorsqu'elle se niche autour du ventre, affecte la sécrétion de GnRH qui déclenche celles de LH et FSH. Résultat, le cycle en pâtit et, par effet ricochet, la qualité des ovocytes, voire vraisemblablement, celle de l'endomètre. Le surpoids diminue les chances de grossesse de 8 %, et l'obésité de 18 %. Même constat chez monsieur : l'obésité interfère avec la sécrétion de certaines hormones impliquées dans la spermatogenèse. À la clé : un sperme de moins bonne qualité… et une érection en berne.

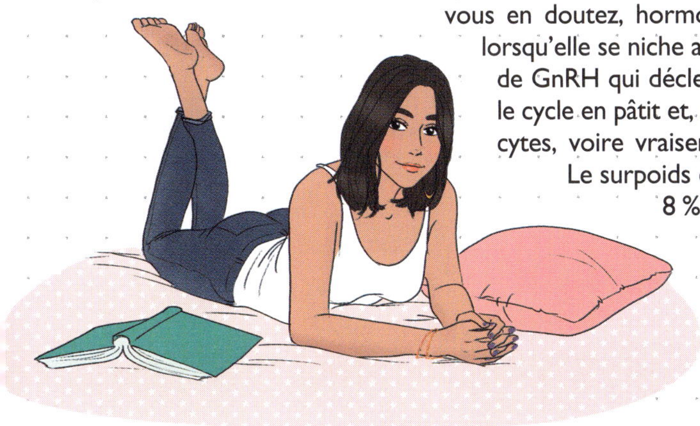

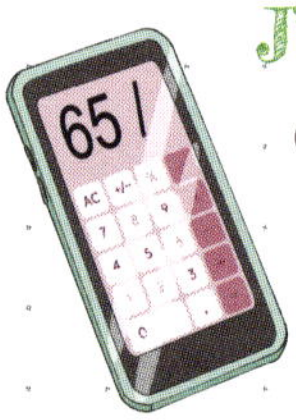

J'utilise le bon outil !

Ce n'est pas parce que vous n'êtes pas dans les clous côté I.M.C. que votre projet bébé va forcément capoter ! Par contre, il est important de savoir vous situer pour vous projeter plus sereinement dans les quelques mois à venir, voire consulter au besoin. Votre premier réflexe : calculer votre indice de masse corporelle.

I.M.C. = poids en kilos/taille^2 (en mètre)
Mon poids :
Ma taille :
Mon I.M.C. :

Votre résultat :
En dessous de 20 : maigreur
Entre 20 et 25 : poids normal
Entre 25 et 30 : surpoids
Plus de 30 : obésité

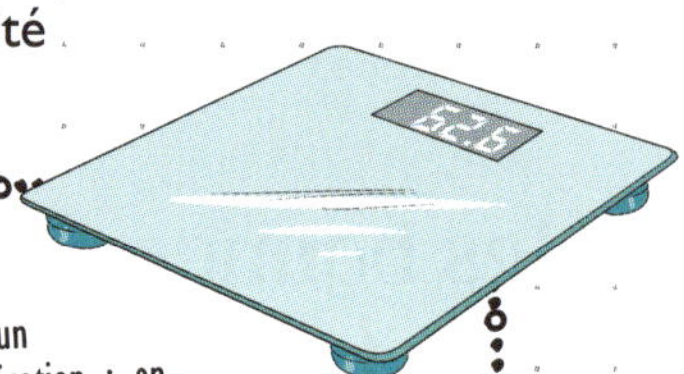

Peut-on être trop mince pour faire un bébé ?
En réalité, le problème n'est pas la minceur, mais la maigreur et les soucis de santé qui peuvent l'accompagner. Ainsi, si vous souffrez de carences nutritionnelles, ces dernières peuvent entraîner un dérèglement de vos cycles menstruels, et parfois même supprimer les règles et l'ovulation. L'explication : en cas d'extrême maigreur, l'organisme se concentre sur les fonctions vitales, dont les fonctions de reproduction ne font clairement pas partie ! Et, évidemment, si cette extrême maigreur est la conséquence de troubles du comportement alimentaire (anorexie mentale, boulimie), il est essentiel de vous faire aider.

Je dis non au régime et oui au rééquilibrage alimentaire !

Votre I.M.C. est un peu trop élevé ? Pas de panique ! Une perte de poids même minime (5 à 10 % de votre poids total) suffit souvent à régulariser les cycles menstruels et ainsi augmenter les chances de grossesse. Et, d'une pierre deux coups, elle permet de diminuer les risques de complications durant la grossesse (hypertension, diabète, prééclampsie…) ! Mais attention, pas question de vous priver, de réduire les calories absorbées de manière drastique ou d'éliminer certains groupes d'aliments ! Le risque : une fois le régime terminé, votre appétit risque d'augmenter et votre organisme va stocker davantage pour ne plus se retrouver en mode famine. Une perte de poids pérenne demande donc du temps… et de la douceur.

Le saviez-vous ? Comment les pics d'insuline favorisent le stockage des graisses
L'insuline est une hormone sécrétée par le pancréas. Sa mission : faire baisser la glycémie dans le sang lorsqu'elle est trop élevée. Pour cela, elle fait stocker le sucre en surplus dans le foie ou les muscles (sous forme de glycogène, forme de stockage du glucose) ou, plus problématique, dans les cellules graisseuses.

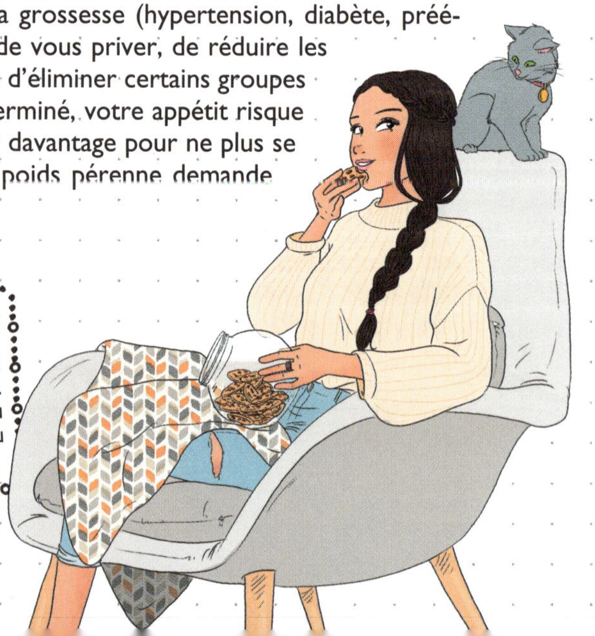

J'évite le yoyo de la glycémie

Lorsque vous consommez un aliment à indice glycémique (I.G.) élevé, il y a un pic de glycémie. Ni une ni deux, votre pancréas sécrète beaucoup d'insuline. Trop même ! Il retire trop de sucre dans le sang. Résultat : une baisse de la glycémie, qui entraîne une fringale et un coup de pompe… C'est le début du cercle vicieux du grignotage. Ce n'est pas tout : les aliments à I.G. élevés favorisent les kilos, car plus vous fabriquez de l'insuline, plus vous stockez facilement les graisses, surtout au niveau du ventre.

Consommation de sucres
⇓
Élévation de la glycémie
⇓
Sécrétion d'insuline
⇓
Transformation des sucres en acides gras
⇓
Stockage des graisses

Ma to-do list anti-yoyo

- **Privilégiez les aliments à I.G. bas** à moyen (voir p. 28).
- **Adoptez les petites astuces pour diminuer l'I.G. d'un aliment** ou d'un repas : privilégiez son alternative complète, ajoutez du gras (pain + purée d'amande le matin, fruit + quelques amandes en collation) à vos féculents, arrosez légèrement de jus de citron votre plat, misez sur les fibres (légumes, par exemple en accompagnement des pâtes) qui ralentissent l'absorption du sucre dans le sang.
- **Évitez les petits déjeuners ultra-sucrés** (viennoiseries, céréales chocolatées, etc.) car plus vous mangez de glucides le matin (a fortiori s'ils sont à I.G. élevé), plus vous sécrétez d'insuline, et plus votre corps se met en « mode stockage » pour la journée.
- **Tentez l'English breakfast :** des protéines au petit déj (jambon, œuf, avocat…), c'est une bonne idée. Ça cale et ça booste !

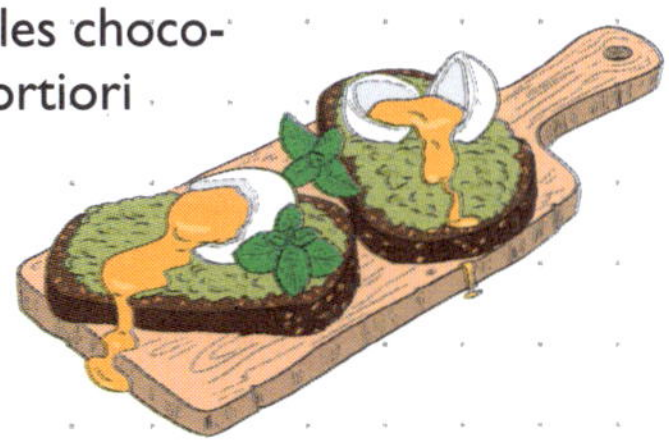

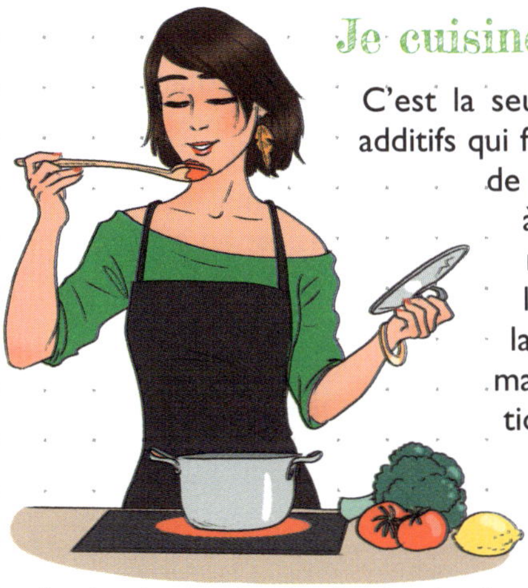

Je cuisine maison

C'est la seule manière d'éviter les graisses, sucres ajoutés et additifs qui font pencher votre I.M.C. du mauvais côté. Mais aussi de préserver la matrice nutritionnelle de l'aliment, c'est-à-dire la manière dont ses micronutriments (vitamines, minéraux, antioxydants…) se combinent les uns avec les autres et potentialisent mutuellement leur assimilation et effets. Or, tous les micronutriments, d'une manière ou d'une autre, interviennent dans la régulation du poids. Votre mot d'ordre pour préserver cette matrice : consommer vos aliments bruts !

Ma to-do list pour éviter de commander !

- Pour gagner du temps, **testez le batch cooking.** Le principe : vous cuisinez en quantité le dimanche des aliments simples (légumes vapeur, filet de poulet, pâtes complètes, sauce béchamel…) que vous associez au fil de la semaine.
- **Misez sur les surgelés, en les choisissant bien** : pas de plats tout prêts, mais des légumes nature bio, des filets de poisson de qualité, etc. À défaut de tout cuisiner maison, choisissez des aliments les moins transformés possibles. Pour cela, un coup d'œil sur l'étiquette suffit. Elle comprend plus de 5 ingrédients ? Vous avez besoin d'un doctorat en agroalimentaire pour la décrypter ? Laissez en rayon ! Et attention : un aliment transformé, même bio, reste un aliment transformé, donc à éviter !

Non au light !
Vous ne jurez que par les produits 0 % matière grasse, les édulcorants et compagnie ? Mauvaise idée ! Ils rassasient moins, entretiennent le goût pour le sucré, détraquent le microbiote (voir ci-dessous)… Et, en fin de course, loin de vous aider à perdre du poids, ils pourraient bien vous en faire prendre !

Je chouchoute mon microbiote

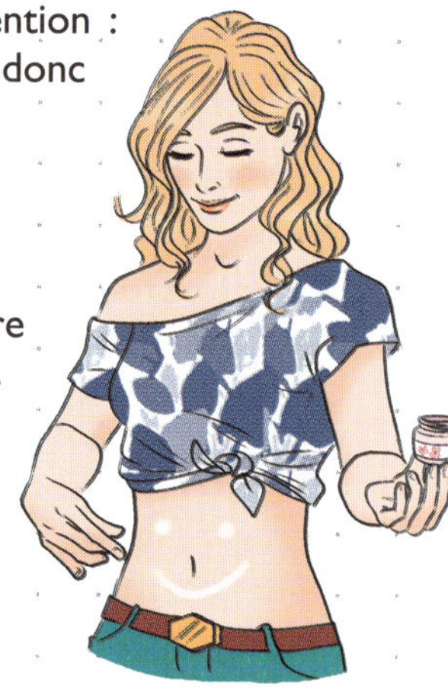

Le microbiote, ce sont ces milliards de bactéries qui peuplent votre intestin. Lorsque l'équilibre entre bonnes et mauvaises bactéries est rompu, c'est la dysbiose, qui peut rendre la muqueuse intestinale poreuse comme une passoire. Résultat, elle laisse passer des molécules qui vont créer un phénomène inflammatoire. Le rapport avec le poids ? Cette inflammation perturbe le métabolisme des graisses, l'assimilation des calories, les signaux de faim et de satiété, et même vos choix alimentaires.

Ma to-do list pour préserver l'équilibre de mon microbiote !

- **Diversifiez au maximum le contenu de votre assiette,** car les bactéries de votre microbiote se nourrissent de ce que vous mangez. Moralité : plus vous mangez varié, plus vous préservez la biodiversité de votre microbiote !
- **Limitez tout ce qui déséquilibre le microbiote :** additifs, pesticides, sucres en excès, graisses saturées, alcool, antibiotiques, sel, édulcorants (aspartame notamment), etc. Ça tombe bien, c'est à peu près tout ce qui nuit à la fertilité ! En pratique, l'idéal est de cuisiner maison (encore et toujours…), pour contrôler tout ce qu'il y a dans votre assiette. Pour les produits transformés, privilégiez les compositions les plus simples possibles. Il y a beaucoup de E100… ? Mauvais signe ! Idem si le sucre ou le gras est en première position. À éviter également : les mentions « huile de palme », ou « graisses hydrogénées ».
- **Misez sur les prébiotiques,** ces fibres qui nourrissent les bonnes bactéries intestinales. Au menu : des céréales complètes (orge, avoine, seigle, petit épeautre, blé, son d'avoine), des légumes (artichaut, ail, poireau, oignon, asperge, choux, champignons...), des fruits (ananas, banane, framboises, pamplemousse, pêche, kaki, prunes…), des légumineuses (lentilles, pois chiches, haricots secs), des oléagineux et graines (noix, amandes, graines de citrouille…).

- **Mettez au menu des aliments probiotiques qui vont apporter de bonnes bactéries.** Cap sur la choucroute, le kéfir (boisson fermentée à base de lait ou de jus de fruit), le kombucha (boisson fermentée réalisée à partir d'un champignon), le miso (ingrédient japonais réalisé à partir de fèves de soja et d'un ferment), sans oublier bien sûr les yaourts !

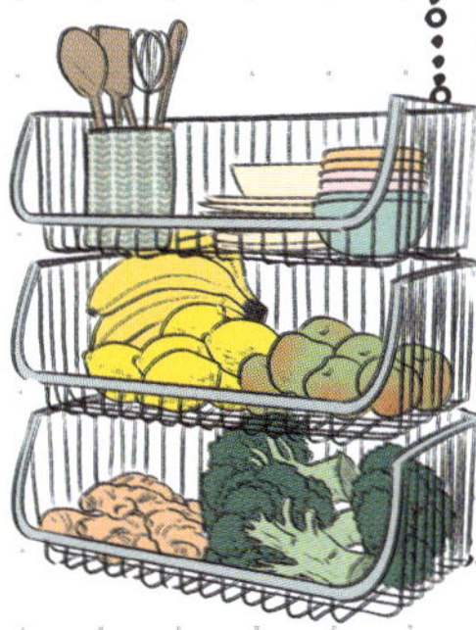

Comment savoir ce qu'il y a vraiment dans ce que j'achète ?
Ces lettres colorées de A à E évaluent la qualité nutritionnelle du produit en se basant sur la teneur en nutriments à favoriser d'une part, ceux à limiter d'autre part. Problème : il ne prend pas en compte les additifs, les pesticides et le degré de transformation de l'aliment. Or plus un aliment est transformé… moins il est bon pour la santé ! L'appli Yuka intègre la qualité nutritionnelle, la présence d'additifs et le bio, mais toujours pas le degré de transformation. L'appli Siga le fait. Petit hic : peu de produits y sont répertoriés.

Je ne fais pas la chasse au gras : je le choisis mieux !

Les oméga 3 ? Ils sont essentiels à la fertilité et pour garder la ligne. Non seulement leurs propriétés anti-inflammatoires sont intéressantes pour lutter contre la cellulite, mais en plus le microbiote les transforme en lipides bioactifs, des graisses spéciales qui vont vous aider à perdre du poids. Autre bonne nouvelle : ils ont aussi une action épigénétique sur vos propres cellules (car ce processus d'épigénétique dure toute la vie !). En modifiant l'expression des gènes à la surface des cellules graisseuses, les oméga 3 favorisent la combustion des graisses. Du gras pour brûler le gras… : c'est la magie des oméga 3 ! À déguster sans hésitation : les petits poissons gras, les huiles de colza, de noix et de cameline, les graines de chia, etc.

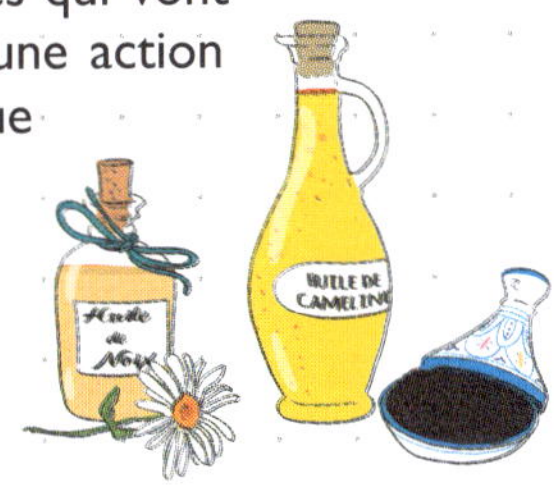

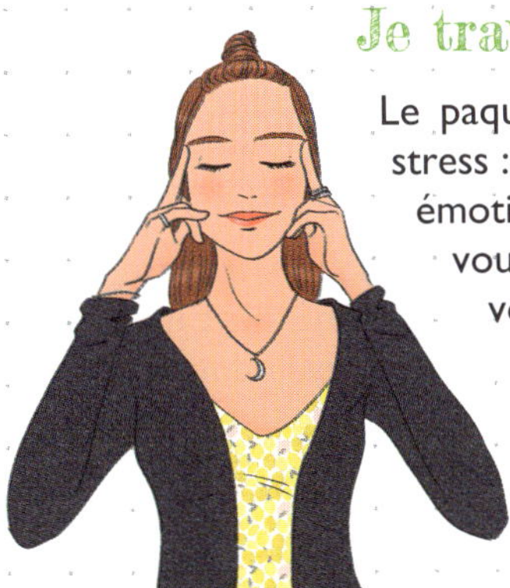

Je travaille sur mes émotions

Le paquet de gâteaux ou la tablette de chocolat descendu en cas de stress : vous connaissez ! Ces fringales sont responsables des fameux kilos émotionnels, souvent les plus difficiles à perdre. Pour vous y attaquer, vous pouvez commencer par tenir un petit carnet alimentaire où vous noterez ce que vous mangez, les circonstances, pensées et émotions associées. Cela vous permettra de prendre conscience de ces « déclencheurs alimentaires émotionnels ». Cela vous paraît compliqué ? Une thérapie brève, type TCC, peut vraiment aider. Avec le thérapeute, vous apprendrez à différencier la faim physiologique de la faim émotionnelle, à identifier les moments où ce sont vos émotions qui vous font manger et à comprendre les mécanismes et croyances qui se cachent derrière ce processus. Mais également à renouer avec le sentiment de satiété.

Comment mes émotions me font manger…

Un événement (souvent contrariant) → une pensée (souvent non justifiée, car basée sur de fausses croyances) → une émotion (généralement désagréable) → je mange (alors que je n'ai pas faim). Et souvent après, la culpabilité.

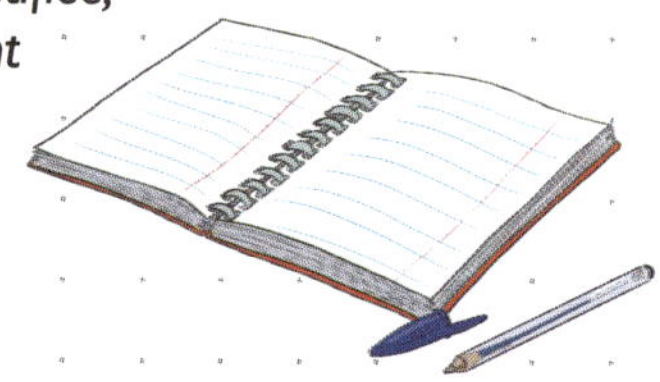

Mon petit exo

Pendant une semaine, tenez un "carnet alimentaire".

CIRCONSTANCES (OÙ, QUAND, COMMENT, AVEC QUI)	LES ÉMOTIONS ET PENSÉES ASSOCIÉES	CE QUE J'AI MANGÉ	CE QUE J'AI RESSENTI APRÈS (SATISFACTION, CULPABILITÉ, DÉGOÛT...)

L'EFT contre les compulsions alimentaires : à tester !
L'EFT (*Emotional Freedom Technique*) est une sorte d'acupuncture émotionnelle… sans les aiguilles. Elle consiste à tapoter avec les doigts et dans un ordre précis certains points d'acupuncture, afin de rétablir le flux énergétique et ainsi neutraliser les émotions négatives, celles-là mêmes qui peuvent être à l'origine de vos craquages alimentaires. Tentez vite un tuto en ligne !

Je me fais aider si nécessaire

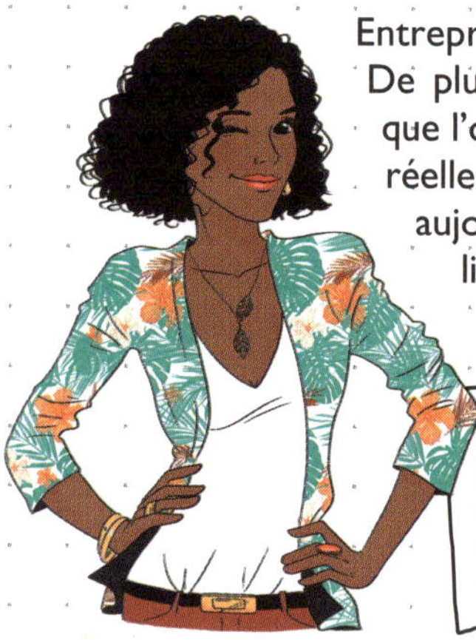

Entreprendre un rééquilibrage alimentaire seule n'est jamais évident. De plus, le surpoids ne saurait se limiter au simple équilibre entre ce que l'on mange et l'énergie que l'on dépense. Quant à l'obésité, c'est une réelle pathologie plurifactorielle, dont la composante génétique ne fait aujourd'hui plus de doute. On ne naît pas tous avec le même métabolisme ! La volonté ne saurait alors suffire pour perdre du poids. Il faut parfois même un coup de pouce chirurgical. N'hésitez pas à consulter votre médecin pour faire un premier point avec lui.

L'astuce en plus :
Pour mettre toutes les chances de votre côté, attaquez-vous également à votre stress (voir p. 71) et vos éventuels troubles du sommeil (voir p. 80), deux facteurs reconnus pour favoriser les kilos.

Mes tips pour adopter la juste dose de sport !

Bouger ? C'est un peu l'antidote universel. Évacuer le stress, vous faire un booty d'enfer, mieux dormir… À ces super pouvoirs de l'activité physique, rajoutez celui-ci : préserver la fertilité. Pour augmenter vos chances de conception, mieux vaut ne pas larver devant votre série préférée. Pour autant, pas question de devenir sport addict extrême. Comme souvent, tout est question de dose.

L'activité physique, un booster de fertilité…

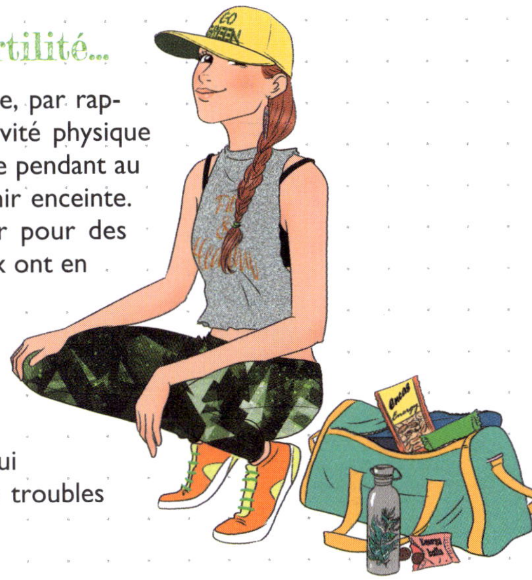

Team canapé : 0, team sport : 1. Il a été démontré que, par rapport aux femmes pratiquant moins d'une heure d'activité physique par semaine, celles ayant une activité physique modérée pendant au moins 5 heures avaient 18 % plus de chances de devenir enceinte. Même constat chez votre moitié : il fait bon bouger pour des spermatozoïdes en bonne santé ! De nombreux travaux ont en effet souligné les bienfaits de l'activité physique sur la fertilité, et plus spécifiquement sur la concentration du sperme en spermatozoïdes. On ne connaît pas encore exactement les mécanismes protecteurs du sport, mais une chose est sûre : l'activité physique est l'antidote universel contre nombre de problèmes qui plombent la fertilité comme le surpoids, le stress, les troubles du sommeil…

… mais point trop n'en faut !

S'il est bon de bouger pour votre fertilité, devenir accro au sport pourrait, a contrario, diminuer vos chances de faire un bébé ! C'est d'ailleurs un fait connu : dans le monde du sport, notamment de l'endurance et de la danse classique, les femmes pratiquant à haut niveau ont souvent des règles irrégulières, voire des troubles de l'ovulation. Dans une situation de stress intense (comme le devient le sport à ce niveau), le corps se met en mode « survie » et assure, ici encore, ses fonctions vitales au détriment de ses fonctions reproductives. Chez votre homme, même combat : le sport à très forte dose pourrait altérer les sécrétions hormonales et même faire clairement chuter la libido. Prudence notamment si votre chéri est accro à son V.T.T. : écrasés sur la selle, ces testicules en pâtissent…

Mon test express : bigorexique, moi ?

Parfois, le sport vire à l'obsession. Comme toute addiction, ce n'est bon ni pour le corps ni pour le mental. Et encore moins pour la fertilité. Pour faire le point, répondez à ces quelques questions :

Est-ce que…	Oui, bien sûr !	Non, tout de même…
Vous faites du sport plus de 5 fois par semaine		
Vous pratiquez un sport d'endurance		
Vous êtes constamment (ou presque) en train de réfléchir pour savoir où caser votre prochaine séance de sport		
Si vous ne faites pas de sport pendant une journée, vous culpabilisez !		
Durant votre séance de sport, vous voulez toujours vous dépasser… Quitte à vous blesser !		

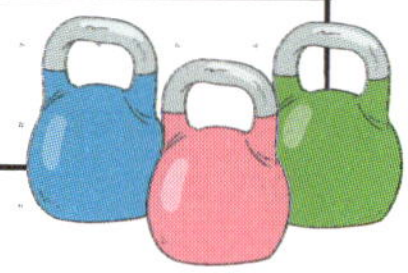

Vous avez plus de trois oui ? Attention, vous avez peut-être une véritable addiction au sport, ou bigorexie, comme diraient les pros. Cette dernière peut d'ailleurs être associée à une orthorexie, trouble se caractérisant par un contrôle excessif de l'alimentation et une focalisation sur les aliments healthy. Ça vous parle ? Il est peut-être temps de consulter un spécialiste (votre médecin, thérapeute...). Pour votre fertilité, mais aussi pour votre bien-être et votre santé.

Quatre tips pour bouger

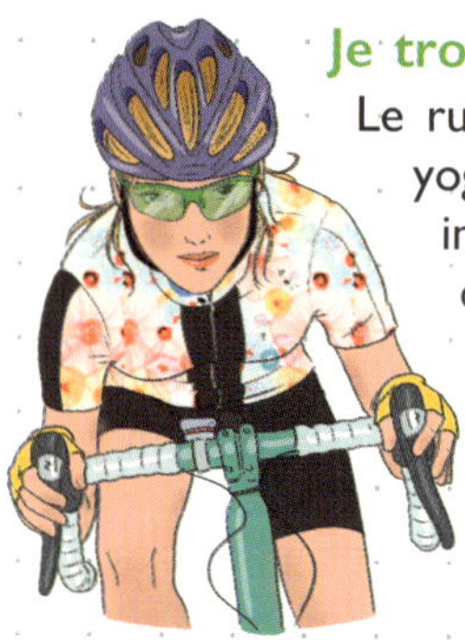

Je trouve mon activité

Le running ? Non, vous avez l'impression de mourir à chaque foulée. Le yoga ? Bof, vous êtes souple comme un balai. Quant à la zumba, no way, impossible de retenir la choré ! Peu importe : faites fi des modes et des tendances, le principal est de trouver l'activité qui vous fait kiffer car, sans plaisir, pas d'assiduité.

J'identifie ma motivation

Comme pour l'arrêt du tabac, il est bon d'avoir en tête sa motivation clef. Et de se la remémorer quand vous avez la flemme d'aller à votre séance le soir…

La liste de mes motivations…

Je me (re)mets/continue le sport car…

....

....

....

Je fais mon programme

Inscrivez noir sur blanc vos séances dans votre agenda, et tenez-y vous, sans les faire passer à la trappe au moindre prétexte. Ce sont des moments pour vous : non négociables ! Retenez-le bien, ça vous sauvera la vie lorsque vous serez maman… Pas envie de sortir ? Pas les moyens de vous inscrire dans une salle de sport ? Pas d'excuse, aujourd'hui il existe un tas de moyens pour faire du sport chez soi et/ou à un moindre coût, avec des applis comme Nike Training Club ou Decathlon par exemple ! En bonus, vous suivez vos progrès, séance après séance.

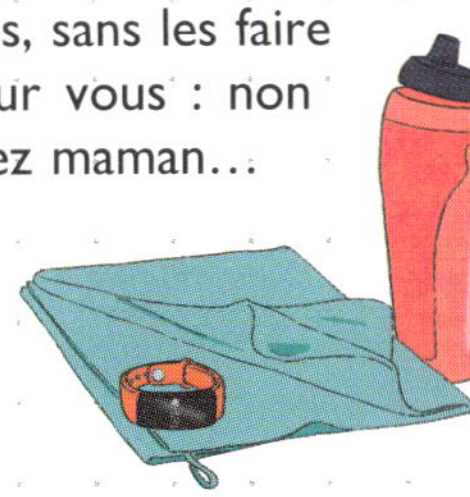

Je constitue mon équipe de choc

Faire du sport avec votre BFF, vous ne trouverez pas mieux pour vous motiver et prendre du plaisir à bouger.

Ma boîte à outils antistress

Métro, boulot, dodo, crise sanitaire, charge mentale… : votre mode de vie est stressant. Le pire : cela vous paraît peut-être normal ! Mais votre corps, lui, ne le voit pas ainsi.

Pourquoi c'est mieux d'être zen pour faire un bébé

Le stress est une réaction de votre corps face à une situation que votre cerveau interprète comme dangereuse, inquiétante, désagréable. Une cascade de réactions hormonales façon domino (adrénaline, noradrénaline, cortisol pour ne citer que quelques acteurs du stress) se met alors en marche pour vous aider à affronter ce danger. Le souci, c'est lorsque ce mécanisme de survie s'installe dans la durée. Dans ce cas, vos hormones s'emballent, avec différents impacts sur vos systèmes cardiovasculaire et immunitaire, sur la digestion… et vraisemblablement sur votre fertilité. En effet, une étude anglaise a suivi près de 400 couples en essais bébé, en dosant régulièrement dans la salive le cortisol (l'hormone du stress) et l'alpha-amylase (un autre marqueur du stress). Verdict : chez les femmes présentant la plus haute concentration en alpha-amylase, la probabilité de concevoir était à chaque cycle diminuée de 29 %. Les hormones du stress pourraient en effet dérégler celles de la reproduction. D'où, parfois, l'absence d'ovulation (et donc de règles) en cas de fort stress ou de choc psychique. Chez monsieur, le stress entraînerait une diminution du taux de testostérone. Et c'est sans compter, bien sûr, les répercussions sur la bonne entente au sein du couple… et sous la couette. Difficile d'avoir l'envie (et l'énergie) de faire des câlins lorsqu'on a constamment en tête une to-do list longue comme le bras.

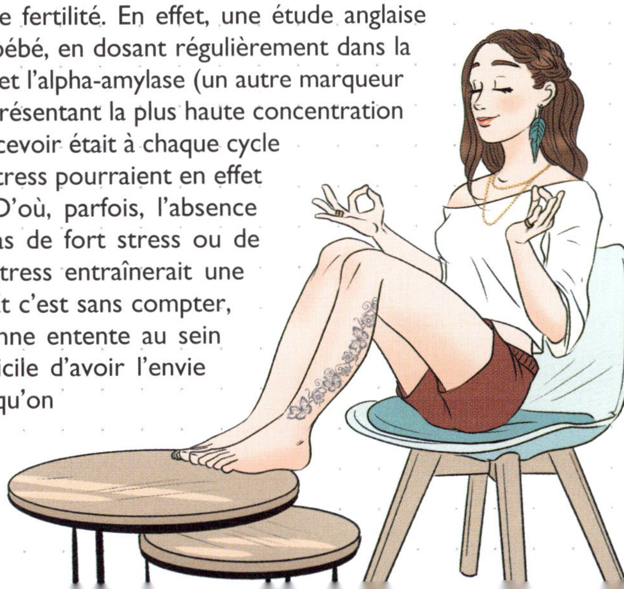

Trois solutions antistress sur-mesure à tester

Le stress n'est pas une fatalité ! Il existe aujourd'hui plein de méthodes pour le dompter. Bien sûr, cela ne se fait pas du jour au lendemain, ni sans effort et régularité. Mais ce travail vaut vraiment la peine pour votre fertilité… et tout le reste ! Dis-moi comment tu es stressée, je te dirai comment retrouver la paix !

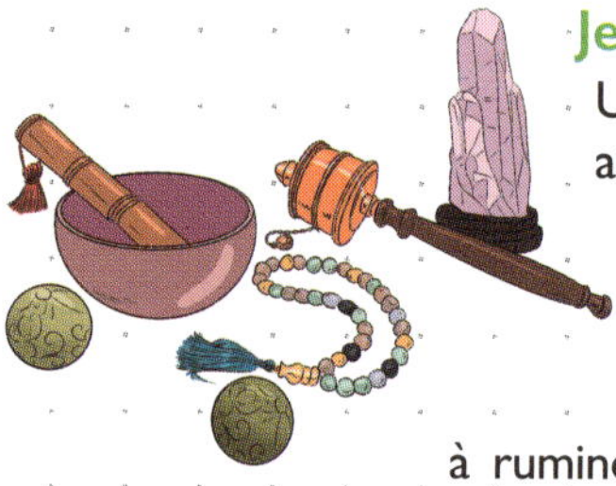

Je rumine sans cesse : je me mets à la méditation !

Un coup vous êtes dans le passé à ressasser la bourde commise au bureau ou la pique lancée à table par belle-maman, un coup vous êtes dans le futur à imaginer le pire (ce sont les fameuses anticipations anxieuses)… Ces allées et venues incessantes sont génératrices de stress. En vous ramenant au fameux instant présent, la méditation est un puissant antidote à cette tendance à ruminer le passé et anticiper l'avenir. Il ne s'agit pas de contrôler ou stopper vos pensées (impossible !), mais simplement de ne pas vous y raccrocher.

Mon pas-à-pas pour me lancer

Pour commencer, utilisez un point d'ancrage comme votre souffle. Posez-vous dans un coin tranquille, bien installée. Fermez les yeux (ou non, c'est comme vous préférez), et portez votre attention sur votre souffle qui entre par vos narines, descend dans votre ventre, puis ressort. Imaginez-le comme le va-et-vient des vagues. Des pensées vont surgir dans votre esprit : c'est normal, ne vous flagellez pas ! Laissez-les simplement passer, comme des nuages dans le ciel, et ramenez votre mental à votre souffle. Au fil d'une pratique régulière, votre mental va s'entraîner à revenir dans le moment présent, et, petit à petit, vous prendrez conscience que ces pensées sources de stress ne sont que des pensées… et non la réalité ! Inutile de vous lancer dès le début dans des méditations de 30 minutes, ni de rester assise dans la position du lotus : vous pouvez très bien méditer debout, en marchant, en cuisinant, simplement en vous concentrant sur vos sensations. Ce qui est important, c'est votre attitude mentale : dès que des pensées surgissent, recentrez votre attention sur votre action.

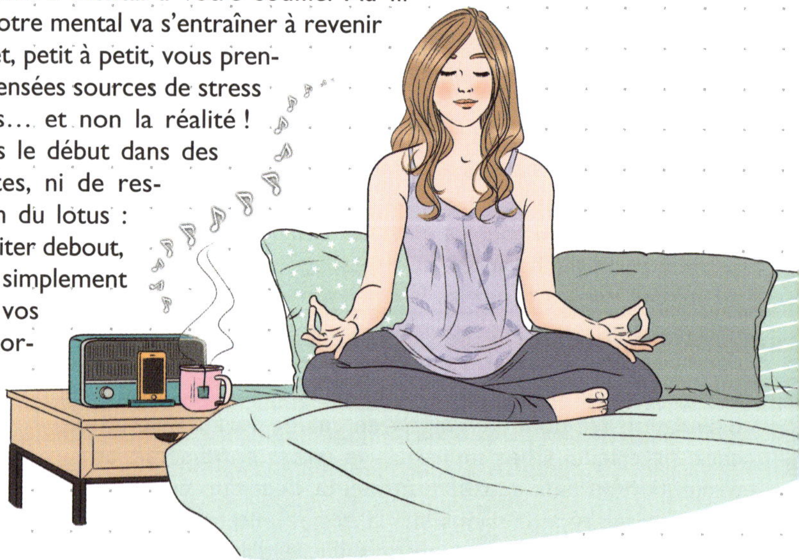

Un exercice zen à pratiquer en 5 minutes chrono : la méthode STOP

- **S** comme « stop » : mettez-vous en pause, arrêtez ce que vous faites.
- **T** comme « temps » : prenez un moment pour vous concentrer sur votre respiration, une main posée sur votre ventre.
- **O** comme « observer » : observez ce qui se passe en vous, dans votre corps, vos pensées, vos émotions… sans jugement.
- **P** comme « poursuivre » : reprenez votre activité en étant pleinement consciente de ce que vous faites, afin de ne plus réagir au quart de tour sous le coup du stress ou de l'émotion.

Je suis adepte des plantes : je tente la phytothérapie

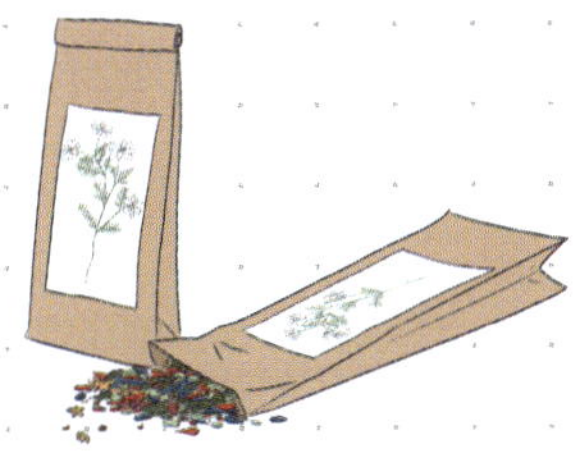

Sans danger d'accoutumance, les plantes sont un coup de pouce intéressant en cas de stress. Et bonne nouvelle : chaque situation a sa solution phyto !

- **Vous angoissez ?** C'est la passiflore qu'il vous faut ! Elle ralentit l'influx nerveux, diminue la nervosité et, cerise sur le gâteau, favorise le sommeil. La bonne posologie : 1 à 2 gélules, 3 fois par jour.
- **En cas de charge mentale qui déborde,** misez sur le duo rhodiola + griffonia. Le premier stimule sur tous les plans en favorisant la sécrétion de dopamine (neurotransmetteur de la motivation), de sérotonine (celui de la zénitude) et d'adrénaline (le coup de boost), tandis que le second contient du 5-HTP, précurseur de la sérotonine. Résultat : vous êtes zen, tout en ayant la pêche ! La bonne posologie : 500 mg à 1 g de rhodiola le matin, 500 mg à midi et le griffonia à 16 h, pendant 3 semaines.
- **En cas de période charrette au bureau,** la klamath vous aidera à passer le cap. Cette algue d'eau douce booste à la fois sur le plan physique, moral et cognitif, grâce à sa richesse en minéraux et en PEA (phényléthylamine), un précurseur de la dopamine. La bonne posologie : une cure d'un mois, 500 à 1 500 mg le matin.

J'ai 10 minutes par jour : je découvre la cohérence cardiaque

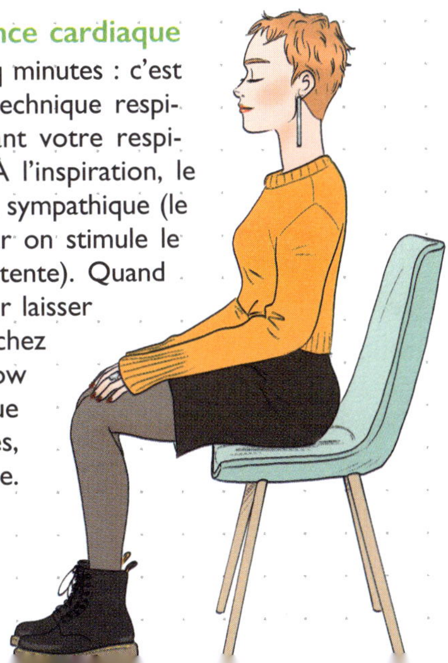

Six cycles inspiration/expiration par minute, pendant cinq minutes : c'est la formule magique de la cohérence cardiaque. Cette technique respiratoire simple est basée sur un principe : en contrôlant votre respiration, vous pouvez réguler votre rythme cardiaque. À l'inspiration, le cœur accélère, car vous stimulez votre système nerveux sympathique (le système de l'action). À l'expiration, le cœur ralentit, car on stimule le système nerveux parasympathique (le système de la détente). Quand vous inspirez et expirez de façon égale et profonde pour laisser le parasympathique agir, votre cœur ralentit, et vous lâchez prise. Bingo : c'est l'état de cohérence cardiaque. Le flow parfait, la fréquence zen. Et comme le cœur communique directement avec le cerveau via des milliers de neurones, vous lui envoyez au passage des messages positifs de calme. Des bienfaits prouvés !

Mon pas-à-pas pour me lancer :

- Installez-vous dans un endroit calme. Asseyez-vous le dos droit, les pieds au sol et les mains sur les cuisses.
- Inspirez par le nez en gonflant le ventre pendant 5 secondes.
- Expirez doucement par la bouche en dégonflant le ventre pendant 5 secondes.
- Répétez pendant 5 minutes.

À faire idéalement 3 fois par jour (le matin, avant le déjeuner et en fin d'après-midi). Pour vous aider à trouver le bon rythme, il existe des applis (RespiRelax+, Ma cohérence cardiaque, Heart Rate Monitor) ou des vidéos en ligne (sur la chaîne YouTube de David O'hare par exemple).

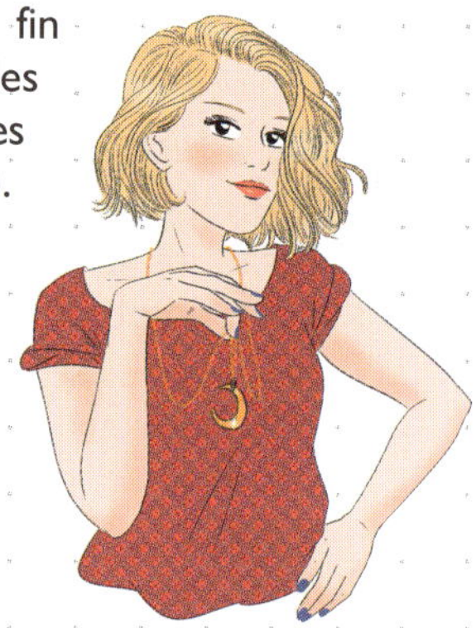

Quatre pistes d'action pour éradiquer le stress à la racine

Perfectionnisme, hyperconnexion, relations toxiques… Vous n'en avez pas besoin dans votre vie, a fortiori quand vous vous lancez dans un projet bébé. D'où l'intérêt de creuser ces quelques pistes !

Faites un travail sur vos valeurs !

Vous voulez tout contrôler, que tout soit parfait. Soit. Mais big news : tout n'est pas de la plus haute importance dans la vie ! Une fois vos priorités identifiées, elles vous guideront telle une boussole… et vous éviteront de perdre du temps (et de l'énergie) pour les choses qui n'en méritent pas. À méditer…

Traquez les fuites de temps !

Réseaux sociaux, jeux, messageries instantanées… C'est chronophage. 30 minutes de moins sur les écrans, c'est 30 minutes de plus pour vous chouchouter et vous faire du bien. Vraiment.

Évitez le multitasking !

Votre cerveau n'est pas capable de faire plusieurs choses à la fois, c'est un leurre ! Et surtout une perte de temps et une source d'erreur. Et donc du stress en plus.

Éloignez-vous des personnes toxiques !

Les émotions sont contagieuses, et les émotions négatives, plus encore. Face aux vampires d'énergie… fuyez !

Stress : mes solutions S.O.S. en cas de crise !
Vous sentez la tension monter ? Voici deux gestes à adopter illico pour faire baisser la pression :
- *de l'aroma* : appliquez une goutte d'huile essentielle de Petitgrain bigarade (Citrus aurantium ssp aurantium) sur chaque poignet, ou respirez-la à même le flacon.
- *un point d'acupression* : avec votre pouce, pressez durant une minute le point 7 cœur, situé dans le creux du poignet, à côté du petit os rond (os pisiforme).

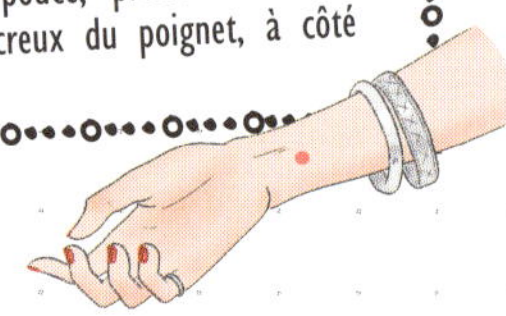

Mes to-do lists pour éviter les perturbateurs endocriniens

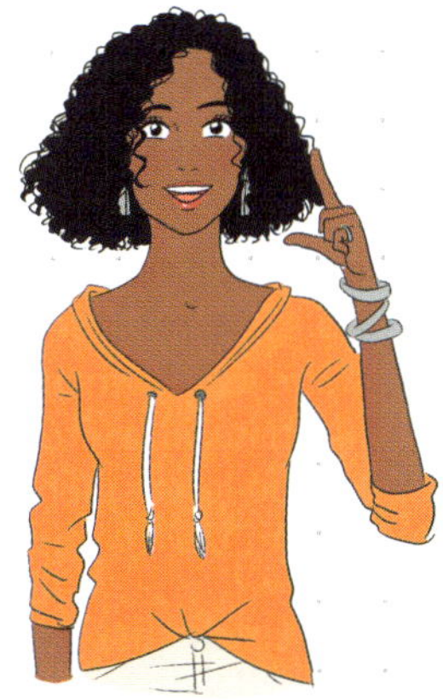

Dans votre assiette, votre fond de teint, votre verre d'eau, le rembourrage de votre canapé : les perturbateurs endocriniens sont partout. On ne connaît pas encore tout d'eux, mais une chose est certaine : ils ne veulent pas du bien à votre fertilité. En attendant d'en savoir plus (et une meilleure réglementation), le plus raisonnable reste d'appliquer le principe de précaution.

Les perturbateurs endocriniens : portrait-robot de ces agitateurs

Bisphénol A, phtalates, parabènes, éthers de glycols, pesticides : voici un petit florilège (non exhaustif) des perturbateurs endocriniens. On les appelle ainsi car ces petits malins sont capables de brouiller le système hormonal en modifiant la production d'hormones, en les empêchant d'agir ou, carrément, en s'y substituant. Les hormones étant impliquées dans de multiples fonctions de l'organisme (voire toutes), les perturbateurs endocriniens peuvent impacter le métabolisme, le système cardiovasculaire, le système nerveux et, bien sûr, le système reproducteur, avec de potentielles conséquences à tous les stades de la conception. Et contrairement aux autres toxiques, la dose ne fait pas le poison ! Traduction : même en petite quantité, les perturbateurs endocriniens peuvent être mauvais pour votre santé. En outre, ensemble, ils sont plus forts – ou plus exactement, plus dangereux. C'est le fameux effet cocktail : prises isolément, certaines de ces substances n'ont pas forcément d'effet néfaste, mais associées à d'autres, elles peuvent perturber l'organisme. Enfin, ils sévissent non seulement chez la personne qui les absorbe (via la peau, l'air, l'alimentation…), mais aussi chez sa descendance. D'où l'importance de l'éviter en période de conception, à la fois pour préserver sa fertilité, mais aussi pour la santé du bébé à venir.

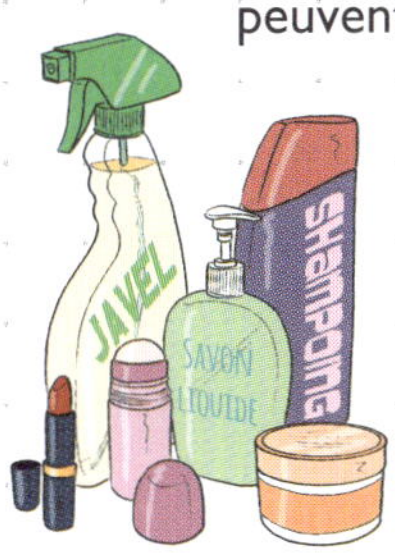

Le changement, c'est maintenant !
S'il y a bien un moment où vous devez limiter au maximum les perturbateurs endocriniens, c'est maintenant ! La période de conception, la grossesse et les deux premières années de vie du bébé sont des périodes à haut risque. Durant ces fenêtres d'exposition, les hormones interviennent dans des processus essentiels (la différenciation sexuelle, la formation des organes, le métabolisme…), d'où une forte vulnérabilité face aux perturbateurs endocriniens.

Je traque les parabènes

Où se cachent-il ?

Les parabènes sont une famille de conservateurs utilisés pour éviter la prolifération des microbes et champignons. Ils sont présents dans les cosmétiques (déo, autobronzants, maquillage, crème, vernis…), certains aliments industriels et médicaments.

Ce qu'on leur reproche pour la fertilité

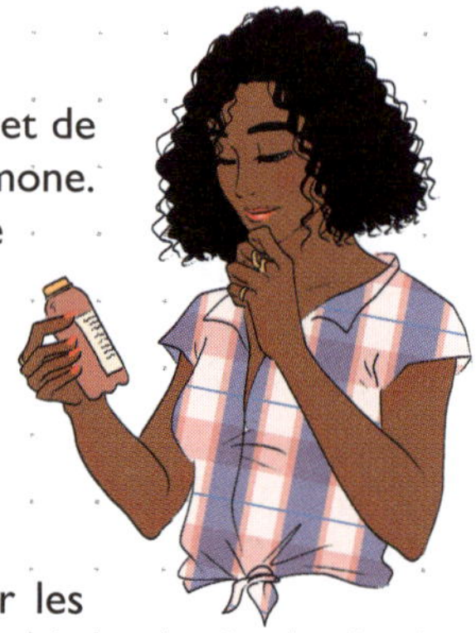

Parce qu'ils ont la capacité de se lier aux récepteurs des œstrogènes et de les activer, les parabènes peuvent perturber la sécrétion de cette hormone. Ses effets sur la fertilité sont surtout documentés chez l'homme. Grâce à une étude menée chez une centaine d'hommes consultant pour infertilité, il a été constaté une association entre un taux sanguin de butyle parabène (un type de parabène) élevé et des altérations de l'A.D.N. des spermatozoïdes.

Ma to-do list pour les éviter

- **dans la salle de bains** : vous pourrez facilement les repérer sur les étiquettes de vos produits préférés sous les noms de Methylparaben, Ethylparaben, Propylparaben... Mais parce que les dangers des parabènes sont désormais bien connus, de nombreux produits affichent la mention « sans parabènes ». La panacée ? Pas vraiment ! Les parabènes sont souvent remplacés par des conservateurs synthétiques (méthylisothiazolinone, phénoxyéthanol) qui ne sont pas blancs comme neige ! Le plus sûr reste de se tourner vers la cosmétique bio qui autorise un nombre très limité de conservateurs synthétiques, garantis sans dangers pour la santé.
- **en cuisine** : le fait maison est la meilleure façon de limiter les additifs, mais ce n'est pas toujours évident au quotidien. Reste à débusquer le parabène sur les étiquettes, derrière les codes allant de E214 à E219.

Qui peut le plus, peut le moins !
Pour limiter l'exposition aux perturbateurs endocriniens, devenez adepte de la slow cosmétique, une routine beauté avec un minimum de produits à la composition simple. Vous pouvez aussi tester les recettes beauté maison à base d'ingrédients naturels : huile végétale, yaourt, avocat...

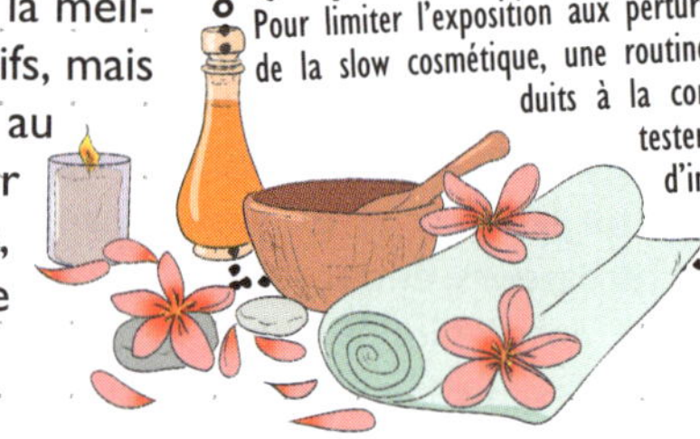

Je chasse le bisphénol A (et aussi ses cousins...)

Où se cache-t-il ?

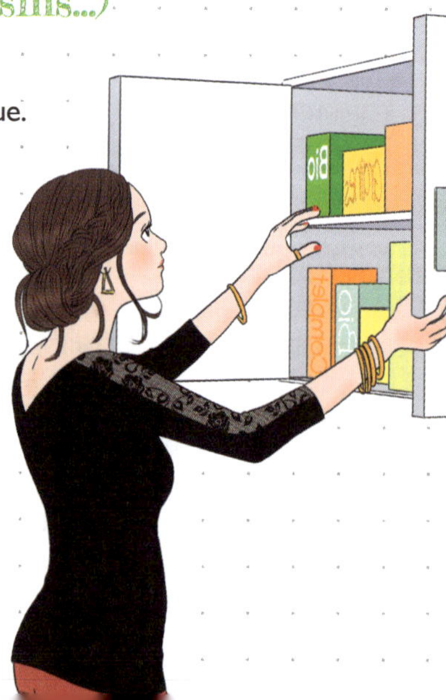

Le bisphénol A est utilisé dans la fabrication d'objets en plastique. Bonne nouvelle : il est interdit dans tous les contenants alimentaires, ustensiles et petit électroménager de cuisine depuis 2015, mais reste potentiellement présent dans ceux d'avant. On le trouve par ailleurs dans un tas d'autres objets du quotidien.

Ce qu'on lui reproche pour la fertilité

Comme les parabènes, le BPA mime les œstrogènes. Il a été démontré que plus la concentration de BPA dans le sang est importante, plus les chances de réussite d'une FIV sont faibles, ce qui suggère sa potentielle action sur la qualité des ovocytes. Du côté de votre homme, ce n'est guère mieux : l'exposition au BPA réduirait la production de testostérone, avec un impact possible sur la production de sperme.

Ma to-do list pour l'éviter

- **en cuisine :** faites-le tri et débarrassez-vous de tous vos anciens contenants en plastique. Et n'en rachetez pas ! Certes, le BPA est interdit, mais il peut être remplacé par ses cousins, les bisphénols F (BPF), S (BPS) et AF (BPAF) qui ne seraient pas mieux, met en garde l'Inserm. Moralité : misez sur le verre, garanti zéro danger ! Y compris pour les conserves de légumes. De même, préférez les ustensiles en métal ou en bois plutôt qu'en plastique ou en silicone.

À éviter également en cuisine…
Le PFOA et le PFOS sont des composés (dits perfluorés) présents dans certains revêtements antiadhésifs. Différentes études ont montré leur impact sur la fertilité, chez l'homme comme chez la femme. Votre mot d'ordre : éviter les poêles en téflon (surtout si ce dernier est abîmé : poubelle !) et privilégiez les poêles en acier inoxydable ou en fonte naturelle.

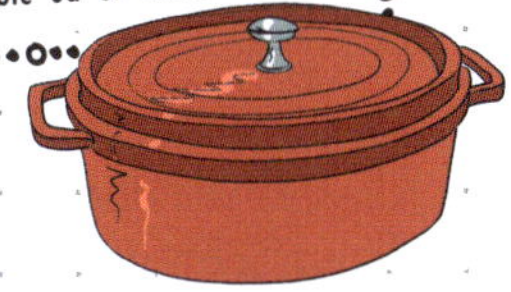

Je scrute les phtalates

Où se cachent-il ?

Partout ! Dans les vernis à ongles (pour éviter qu'ils ne s'écaillent), les parfums (pour qu'ils tiennent plus longtemps)… Dans une multitude d'objets en plastique, pour les rendre plus souples et plus solides : emballages alimentaires, revêtements de sol en vinyle, pigments de peinture, rideaux de douche, certains médicaments, bougies parfumées…

Ce qu'on leur reproche pour la fertilité

Plusieurs phtalates (car il en existe toute une flopée : DEHP, le DBP, le BBP, le DINP, le DIDP…) sont classés comme reprotoxiques (toxique pour la reproduction) chez l'homme. Ils inhibent la production de testostérone, hormone clé de la spermatogenèse. Mais de récentes études suggèrent également que la fertilité des femmes ne serait pas épargnée.

Ma to-do list pour les éviter

- **en cuisine** : évitez les emballages, contenants, passoire et vaisselle en plastique si vous souhaitez réchauffer vos petits plats au micro-ondes (la chaleur favorise la migration des composants vers les aliments), et surtout si votre menu du jour n'est pas vraiment light (le gras absorbe ces composés chimiques). Autre bon réflexe : remplacer le film étirable par des films à base de cire alimentaire ou des charlottes en coton enduit.
- **dans la salle de bains** : depuis 2003, les phtalates jugés les plus nocifs (DEHP, DBP, BBP...) sont interdits. Reste le DEP. Sur l'étiquette, vous pourrez le repérer (et l'éviter) grâce à la mention *Diethyl Phtalate* (phtalate de diethyl dans sa version française).
- **pour votre déco**, privilégiez les peintures et enduits naturels, les revêtements de sol en bois brut, le carrelage ou les revêtements certifiés par un écolabel. Évitez aussi les bougies parfumées. O.K., elles favorisent l'ambiance, mais côté pollution intérieure, on fait mieux !

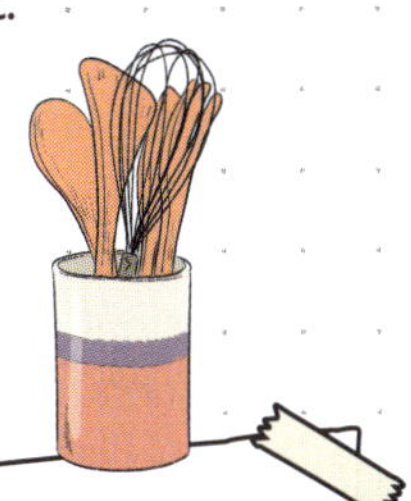

Mes cosmétiques scannés
Différentes applis existent pour scanner les cosmétiques et repérer d'un coup d'œil les substances à éviter : INCI Beauty, Clean Beauty, Yuka.

J'évite les pesticides

Où se cachent-ils ?

Dans les fruits et légumes (sous forme de résidus), dans des produits transformés (biscuits, céréales…), dans la viande (particulièrement celles des animaux carnivores), les poissons gras, le lait et les produits laitiers.

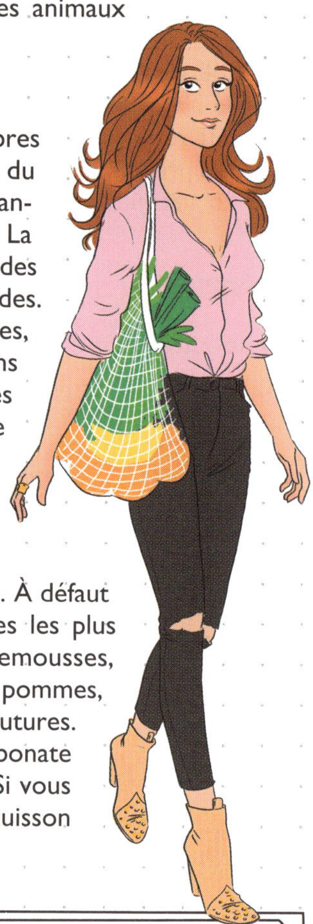

Ce qu'on leur reproche

Les pesticides sont une (très) grande famille, dont certains membres sont identifiés comme reprotoxiques. La baisse de la qualité du sperme, que l'on ne cesse de constater depuis des dizaines d'années pourrait bien être due aux pesticides, en partie du moins… La preuve : le sperme des hommes consommant des fruits exposés à des pesticides contiendrait près de deux fois moins de spermatozoïdes. Et l'on ne parle pas des effets sur les bébés : anomalies génitales, risque de cancer, etc. Les effets sur la fertilité féminine sont moins documentés, mais des travaux montrent, chez les femmes suivies en A.M.P., une diminution des chances de grossesse en cas de consommation de fruits et légumes contenant de grandes quantités de résidus de pesticides.

Ma to-do list pour les éviter

- **misez sur le bio** pour les fruits et légumes, mais aussi la viande. À défaut du tout bio, privilégiez-le au moins pour les fruits et légumes les plus contaminés : raisin, clémentines, mandarines, cerises, pamplemousses, pomelos, céleri branche, fraises, nectarines, pêches, oranges, pommes, abricots, selon le dernier classement de l'O.N.G. Générations Futures. Et s'ils ne sont pas bio, épluchez-les ou ajoutez un peu de bicarbonate dans de l'eau et laissez-les tremper une quinzaine de minutes. Si vous les faites cuire à la vapeur, débarrassez-vous bien de l'eau de cuisson qui aura, par effet de rinçage, récupéré tous les résidus.

Labels : faites le tri !

Halte au green washing ! Tous les labels ne se valent pas. Voici ceux auxquels vous pouvez vous fier :

1. Cosmétiques : Nature & Progrès, Ecocert, Cosmébio ;
2. Alimentation : AB, Nature & Progrès, Demeter, MSC pêche durable (pour le poisson), Bleu-Blanc-Cœur et Label rouge (pour la viande) ;
3. Produits d'entretien, bricolage, aménagement : Ecocert, EU Ecolabel, NF Environnement, Blaue Engel (ou Ange bleu en français).

Je snobe les éthers de glycols

Où se cachent-ils ?

Ces solvants sont utilisés dans les peintures, vernis, colles, cosmétiques (coloration pour cheveux par exemple), produits d'entretien.

De l'air !
L'air intérieur est parfois plus pollué que l'air extérieur. Pour brasser tout ça, ouvrez grand les fenêtres une fois par jour, 10 minutes minimum. Une habitude qu'il faudra garder une fois bébé né !

Ce qu'on leur reproche pour la fertilité

Certains éthers de glycol sont reconnus comme reprotoxiques : ils peuvent altérer la fertilité masculine ou féminine.

Ma to-do list pour les éviter :

- **en déco :** choisissez une peinture éco labellisée ou des revêtements naturels comme la chaux.
- **pour le ménage :** privilégiez les produits écolabellisés ou mettez-vous au DIY (grâce au savon noir, vinaigre, bicarbonate, savon de Marseille…). Et comme pour la cosmétique, passez en mode slow en limitant le nombre de produits utilisés.

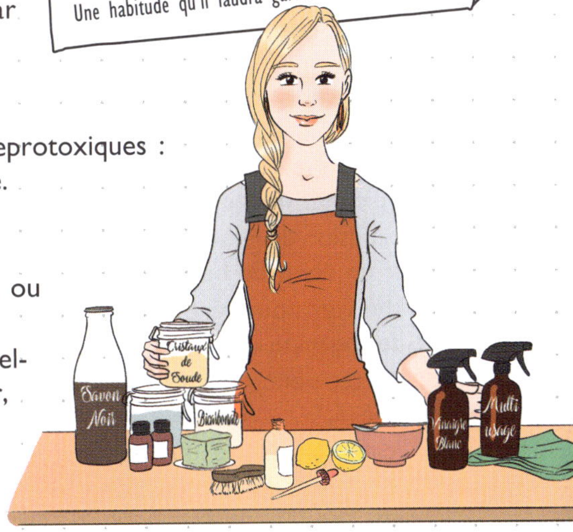

J'évite les PCB

Où se cachent-ils ?

Les PCB (polychlorobiphényles) sont des polluants interdits en France depuis 1987. Le souci : ils sont super résistants et restent présents dans notre environnement, et notamment dans les fleuves. Et donc dans certains poissons.

Ce qu'on leur reproche

L'exposition aux PCB pourrait retarder la survenue de la grossesse.

Ma to-do list pour les éviter

- **dans l'assiette :** limitez votre consommation de poisson d'eau douce (anguille, barbeau, brème, carpe, silure) à une à deux fois par mois.

Mes bons réflexes face à trois autres (potentiels) ennemis de la fertilité

Dans la (longue) liste des pilleurs de fertilité, certains sont fortement suspectés, à défaut d'être clairement jugés coupables. Plutôt que la présomption d'innocence, mieux vaut opter pour le principe de précaution… et les éviter !

Le café en excès : j'y vais mollo !

Les études sur le café et la fertilité se suivent, et les résultats ne se ressemblent pas toujours. Mais une chose est sûre : certains travaux tendent à montrer un délai de conception plus long en cas de forte consommation de caféine.

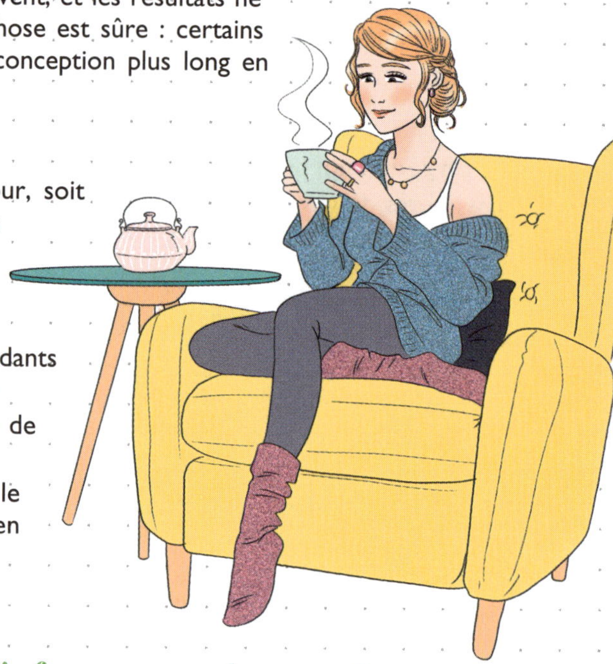

Par précaution...

Limitez-vous à 300 mg de caféine par jour, soit deux à trois tasses. Pour remplacer les autres, piochez dans ces quelques idées :

- une infusion de ginseng ou de réglisse pour un coup de boost
- un thé vert pour faire le plein d'antioxydants et de théanine (acide aminé) relaxante
- du maté, pour une toute petite dose de caféine
- du café d'orge ou d'épeautre, pour le (presque) goût du café, la caféine en moins, des micronutriments en plus
- un chai latte, super réconfortant.

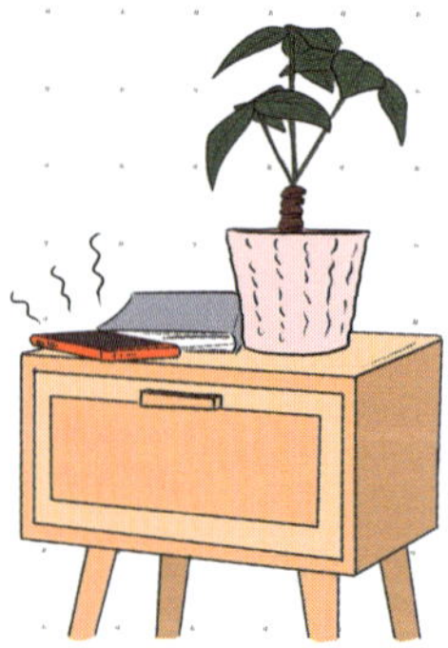

Les ondes : j'informe mon homme !

Smartphone, tablette, ordi... : on ne connaît pas encore bien leurs effets sur la fertilité. Il a cependant été suggéré que les ondes Wi-Fi pourraient diminuer la mobilité des spermatozoïdes et altérer leur A.D.N. Les effets sont encore pires lorsque les écrans sont utilisés près des testicules, car aux ondes s'ajoute l'effet de la chaleur que les spermatozoïdes n'apprécient pas du tout !

Par précaution...

Rappelez à votre moitié d'éviter de garder son téléphone dans sa poche et de surfer sur Internet le portable sur les cuisses.

Les nuits trop courtes : j'y remédie enfin !

Le sommeil, c'est la vie ! Véritable bouton reset de notre organisme, il est essentiel pour le fonctionnement optimal d'un tas de fonctions physiologiques, dont celle de

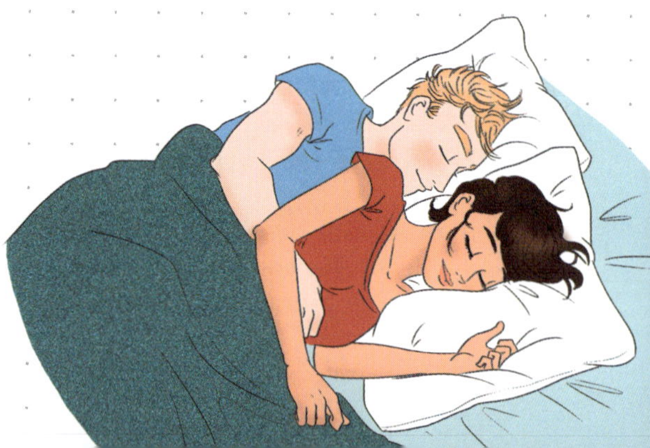

la reproduction, surtout chez monsieur ! Le verdict des chercheurs qui se sont penchés sur la question : 8 heures de sommeil seraient la durée idéale pour un sperme au top en termes de quantité de spermatozoïdes et de qualité du matériel génétique.

Par précaution…

- **Pensez régularité !** Que vous soyez couche-tôt ou couche-tard, essayez de vous coucher à la même heure et, surtout, de vous lever à la même heure, y compris le week-end. C'est la première chose à instaurer en cas de troubles du sommeil. Cette régularité serait également bénéfique à l'ovulation, car les rythmes de sommeil affectent la production d'hormones, y compris celles de la fertilité.
- **Dites « hello sunshine » !** Chaque matin, essayez de vous exposer un peu à la lumière. Cela permet de faire le reboot de votre horloge biologique en marquant efficacement le rythme jour/nuit, et donc de mieux préparer votre corps au sommeil le soir.

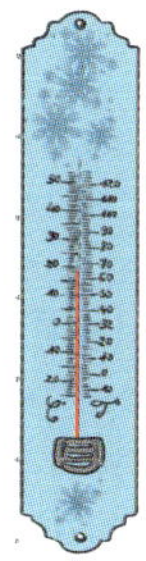

- **Optez pour une température frisquette sous la couette !** 18 °C : c'est la température idéale dans la chambre pour un sommeil de plomb.
- **Mettez le mode avion le soir !** Limitez l'usage des écrans au moins deux heures avant le coucher (à la place, faites des câlins !). Leur lumière bleue perturbe la sécrétion de mélatonine, hormone qui prépare l'organisme au sommeil. Accro ? Utilisez un filtre ou des lunettes anti-lumière bleue.
- **Adoptez les plantes de Morphée !** Misez sur l'escholtzia, plante majeure dans le traitement des troubles du sommeil. La bonne posologie : 2 à 4 gélules d'extrait standardisé, tôt dans la soirée et 30 minutes avant le coucher. Si ce n'est pas suffisant, associez-lui la valériane, particulièrement indiquée contre les ruminations sur l'oreiller. 2 à 4 gélules par jour. Attention : veillez à arrêter dès que le petit + apparaît sur votre test de grossesse !
- **Devenez adepte de l'aroma spécial dodo !** Avec ses propriétés anxiolytiques, l'huile essentielle de lavande vraie (*Lavandula angustifolia*) est la référence en matière de sommeil. Avant de vous coucher, massez durant quelques minutes votre plexus solaire (entre le sternum et le nombril) avec une cuillère d'huile végétale de noisette (amande douce à défaut) additionnée de 2 gouttes d'HE de lavande vraie.

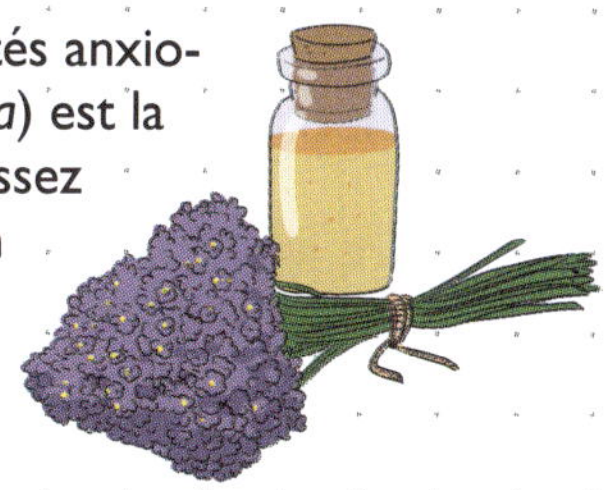

Chapitre 5

Toujours pas de bébé ? Je prévois la suite !

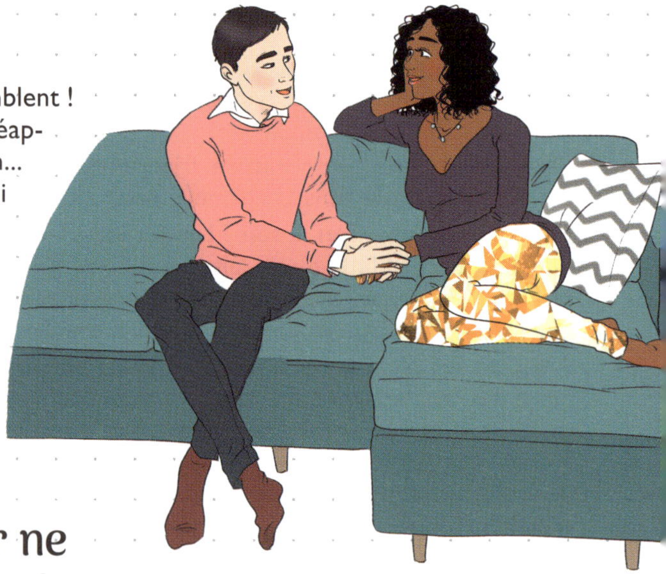

Les cycles se suivent et se ressemblent ! Et à chaque fois que vos règles réapparaissent, c'est la même déception... quand ce n'est pas l'inquiétude qui commence à poindre, avec en filigrane, cette angoisse : et si nous avions des problèmes d'infertilité ? Restez zen ! Retrouvez ici quelques étapes pour vous rassurer (et vous accompagner) pendant que bébé se fait attendre !

Mon petit mémo pour ne pas céder à la panique !

Loin d'être aussi simple et rapide qu'une commande sur le Net, se lancer dans un projet bébé, c'est un éloge du temps… et de l'attente. Petit rappel des faits pour vous permettre de temporiser et d'éviter de trop vite vous inquiéter.

Je garde en tête quelques chiffres

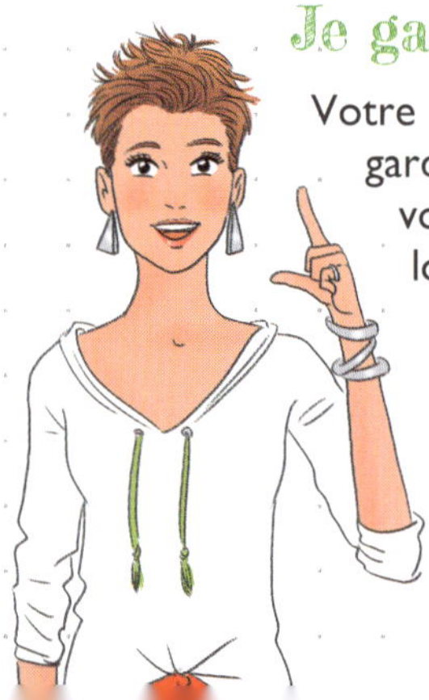

Votre cousine est tombée enceinte dès l'arrêt de la pilule ? Soit. Mais gardez à l'esprit que c'est un coup de chance ! Même lorsque tous les voyants sont au vert, les chances de grossesse sont en effet (très) loin d'atteindre 100 % à chaque cycle. Et ce, même en programmant les câlins durant sa fenêtre de fertilité. Selon l'Ined (Institut national d'études démographiques), sur 100 couples de fertilité moyenne désirant un enfant, 25 % seulement obtiendront une grossesse dès le premier mois. Au bout de 12 mois, 97 % y seront parvenus.

Au final, en l'absence de problème, les chances de tomber enceinte au bout d'un an sont :

- de 75 % à 30 ans ;
- de 66 % à 35 ans ;
- de 44 % à 40 ans.

Le chiffre à retenir !
7 mois : c'est le délai moyen pour obtenir une grossesse. On a bien dit « moyen ». Ainsi, certains couples mettront beaucoup moins de temps (1 ou 2 mois), quand d'autres devront attendre 12 mois (ou plus), sans pour autant avoir une fertilité en berne.

Il est tout à fait compréhensible, une fois le coup d'envoi des essais bébé lancé, que l'excitation et la joie fassent vite place à l'inquiétude quand les cycles se suivent… et que le petit plus n'apparaît toujours pas. Pour tempérer, gardez toujours en tête ces différents chiffres. Plusieurs cycles infructueux ne sont pas synonymes d'un problème de fertilité ! Pour autant, si cette situation vire à l'obsession et que le stress prend de plus en plus de place dans votre projet – et s'immisce dans votre couple –, n'hésitez pas à consulter, ne serait-ce que pour vous rassurer.

Je ne culpabilise pas !

Certes, telle personne est devenue enceinte au moment où elle n'y croyait plus et où elle avait abandonné. Il suffirait d'attendre, de lâcher prise pour que ça fonctionne. Ces histoires créent une injonction et vous rendent responsable de votre fertilité. Mais pour ces couples qui conçoivent un bébé alors qu'ils ne l'espéraient plus, combien n'en ont finalement jamais ? Alors, arrêtez de culpabiliser ! Vous n'êtes pas responsable de tout. Des phénomènes physiologiques que vous ne maîtrisez pas entrent en jeu. Attendre indéfiniment et culpabiliser n'est pas une solution. Vous avez le droit de consulter et de vous faire aider.

Mon programme pour nous faire accompagner en cas de difficulté

8, 9, 10 mois… Le temps commence à vous sembler long, c'est compréhensible. Mais au bout de combien de cycles infructueux devez-vous consulter ? Qu'est-ce qui vous attend ? Quelques étapes pour aborder vos prochains cycles plus sereinement.

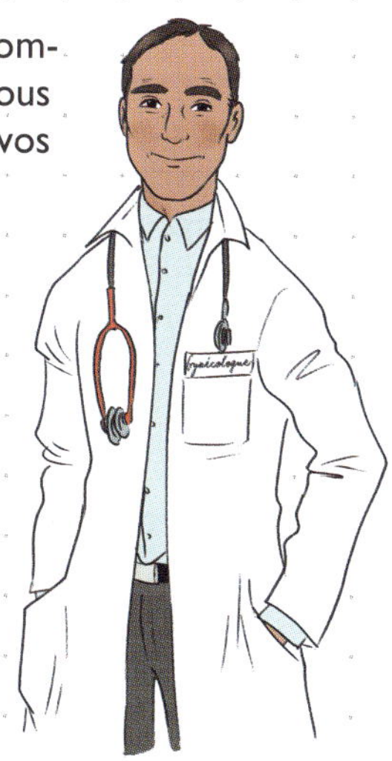

Je consulte au bon moment (avec lui)

12 mois d'essais avec des rapports réguliers (au moins 2 à 3 par semaine) : c'est après ce délai moyen que l'on recommande généralement de consulter. Mais attention, ce n'est pas (tout à fait) aussi simple ! Dans différentes situations, ce délai peut être diminué à 6 voire 9 mois, à savoir :

- si vous avez plus de 36 ans et que vous n'avez jamais eu d'enfant. Passé cet âge, la fertilité décroît rapidement, et avec elle l'efficacité des techniques d'A.M.P. qui seront, le cas échéant, nécessaires pour faire aboutir votre projet bébé ;

- en cas de cycles irréguliers, très longs (plus de 40 jours) ou au contraire très courts (moins de 21 jours) ou en l'absence de règles ;
- en cas d'endométriose connue ou suspectée (si vous avez de très fortes douleurs de règles, consultez sans tarder !) ;
- en cas de signes pouvant évoquer un SOPK (vous avez des cycles irréguliers, êtes en surpoids, remarquez des saignements entre les règles, avez tendance à être très poilue en raison d'un dérèglement hormonal...) ;
- en cas de fibromes utérins ;
- en cas d'antécédents d'infection génitale grave (une salpingite, par exemple, qui aurait pu altérer les trompes) ;
- en cas d'anomalie utérine connue ;
- en cas de maladie chronique.

Chez votre homme, il est également recommandé de consulter un peu plus tôt si :

- il a des petits problèmes au lit (problèmes d'érection, absence d'éjaculation) ;
- il a eu une infection génitale (orchite, épididymite) ;
- il a une sensation de gêne, voire une douleur au niveau des testicules (signe d'une possible varicocèle, sorte de varice) ;
- petit, il a eu une anomalie de descente des bourses ou une autre anomalie génitale ;
- en cas de maladie chronique.

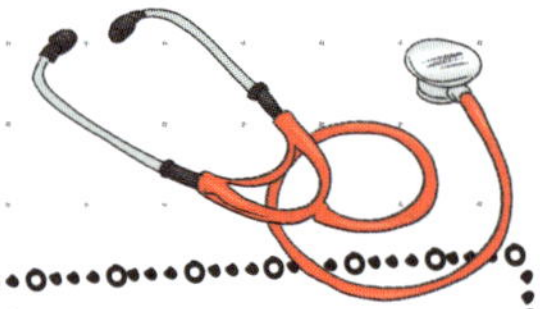

Le SOPK, c'est quoi ?
Le syndrome des ovaires polykystiques, qui concernerait 5 à 10 % des femmes en âge d'avoir un bébé, se caractérise par l'accumulation d'un tas de petits follicules autour des ovaires. Dans la forme « complète » de ce syndrome, aucun des follicules ne parvient à maturation. Il n'y a donc pas ovulation – et donc une infertilité. Pour autant, on peut avoir un SOPK sans problème de fertilité, et quand le SOPK est problématique, il est souvent très bien pris en charge avec une stimulation de l'ovulation par citrate de clomifène ! Gardez espoir !

Je choisis le bon interlocuteur

Votre gynécologue ou médecin traitant est la personne à qui vous adresser en priorité. Parce qu'il vous connaît bien, il sera le plus à même de juger s'il est nécessaire de vous adresser à un gynécologue spécialisé en assistance médicale à la procréation (A.M.P.). Mais vous pouvez également en consulter un directement. Si vous êtes amenés à vous engager dans un parcours d'A.M.P., vous rencontrerez souvent ce praticien et son équipe. Avec un bon feeling, ce sera forcément mieux ! Aussi, n'hésitez pas à faire marcher le bouche-à-oreille pour tâter le terrain et vous faire conseiller une équipe au top... si toutefois vous avez le choix là où vous habitez.

Je prépare notre première consultation

Lors de cette première consultation, attendez-vous à être bombardés de questions ! Parce qu'elles touchent votre vie intime, votre couple, certaines d'entre elles pourront peut-être vous paraître intrusives, mais il est important d'y répondre avec franchise. Elles sont là pour orienter le diagnostic... et vous aider ! Petit aperçu de ce que l'on va vous demander, pour mieux vous préparer et rassembler les infos clefs.

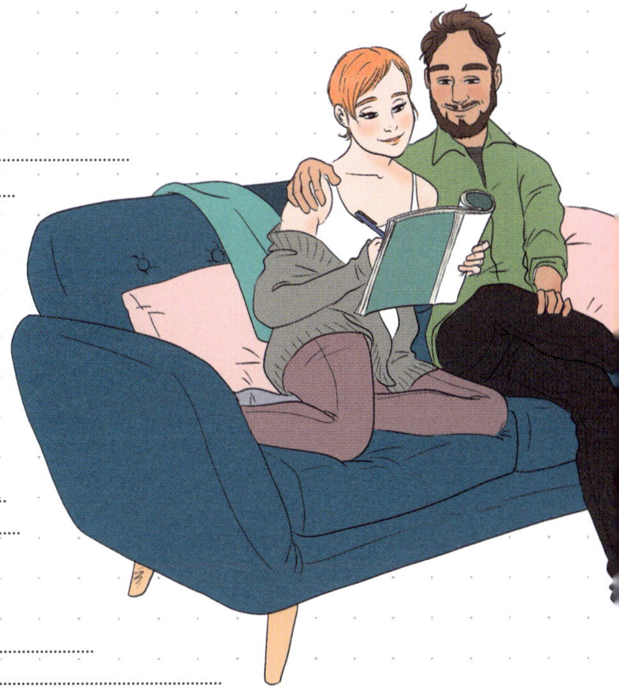

La timeline de nos essais bébé :

J'ai arrêté ma contraception en : ....

Nous sommes en essais bébé depuis : ....

Nous avons .... rapports sexuels par semaine

Nous avons identifié ma « fenêtre de fertilité » :

....

Mon C.V. gynéco :

L'âge de mes premières règles : ....

L'apparence/les douleurs de mes règles :

....

....

Mes cycles sont réguliers : ☐ oui ☐ non

Ils ont une durée de : .... jours

Mon historique contraceptif : ....

....

J'ai détecté mon ovulation : ☐ oui ☐ non

Par quelle méthode : ....

J'ai des antécédents de M.S.T. (chlamydiae notamment) : ....

J'ai une maladie/pathologie gynéco (endométriose, fibrome, kyste, SOPK) : ....

Il y en a dans ma famille (si oui, lesquelles) : ....

J'ai déjà fait une fausse couche. Si oui, comment a-t-elle été traitée : ....

....

J'ai déjà fait une grossesse extra-utérine. Si oui, comment a-t-elle été traitée : ....

....

J'ai déjà eu recours à un I.V.G. Si oui, par quelle méthode : ....

Une infertilité familiale, des maladies génétiques dans la famille : ....

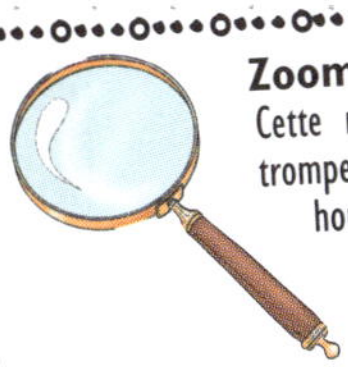

Zoom sur l'endométriose

Cette maladie se caractérise par la présence de tissu de la muqueuse utérine en dehors de l'utérus (ovaires, trompes, paroi externe de l'utérus, etc.). Ce tissu se comporte comme celui de l'endomètre : sous l'effet des hormones, il saigne au moment des règles. Mais comme le sang ne peut pas être évacué, il peut entraîner des inflammations, des lésions, des adhérences, des kystes qui peuvent nuire au bon fonctionnement des ovaires, endommager les trompes, empêcher la nidation. Ainsi, chez une femme sur 5 concernées par l'endométriose, celle-ci est associée à une infertilité.

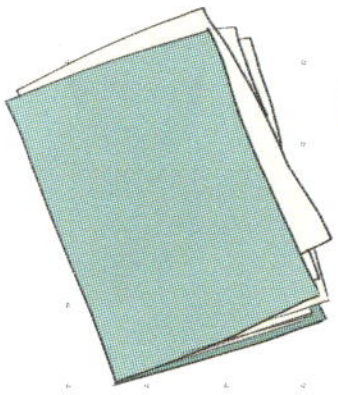

Mes antécédents médicaux :

Des pathologies chroniques : ....

Des interventions chirurgicales : ....

Un traitement en cours : ....

Son C.V. génital :

Il souffre de problème d'érection : ....

Ses éventuels antécédents (malformation congénitale du pénis, non-descente d'un testicule, traumatisme par exemple) : ....

Des infections génitales : ....

Une infertilité familiale, des maladies génétiques dans la famille : ....

Ses antécédents médicaux :

Des pathologies chroniques : ....

Des interventions chirurgicales : ....

Un traitement en cours : ....

Nos facteurs de risque pour notre fertilité (tabagisme, surpoids, exposition à des produits chimiques ou rayonnements au travail, travail de nuit…) :

Moi : ....

Lui : ....

On envisage le bilan d'infertilité

Le bilan d'infertilité est un passage obligé afin de trouver ce qui (éventuellement) pose problème, et y apporter la solution la plus adaptée. O.K., cette perspective n'est pas très réjouissante, mais gardez à l'esprit que c'est une étape supplémentaire pour mener à terme votre projet ! Aperçu des examens de base.

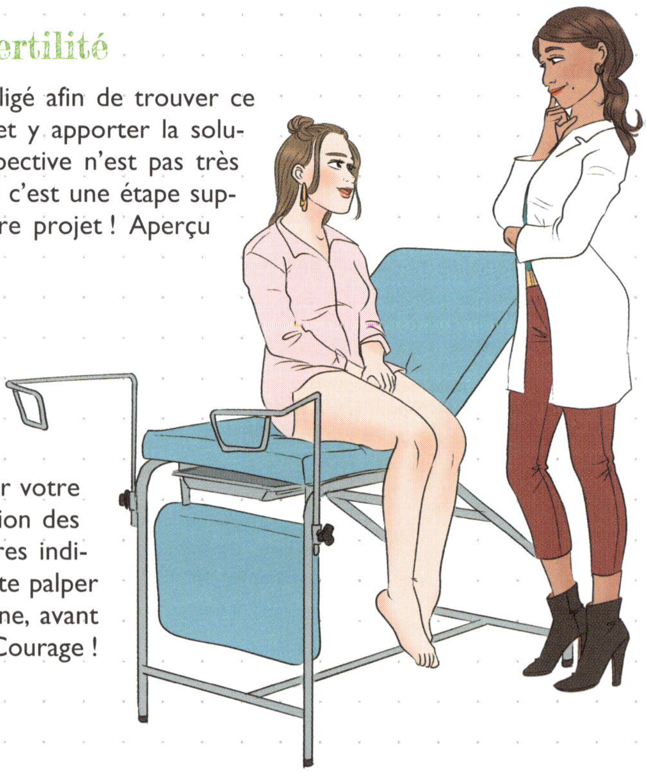

Je me prépare à...

L'examen clinique

Après un passage sur la balance et la mesure de votre taille afin de calculer votre I.M.C., le médecin fera un premier examen général afin d'observer votre pilosité, la présence d'acné, la répartition des graisses. Cela peut donner de premières indications au niveau hormonal. Il va ensuite palper votre glande thyroïdienne, votre poitrine, avant de réaliser un examen gynécologique. Courage !

La courbe de température

Lors d'un bilan d'infertilité, une courbe de température sur 2 ou 3 cycles d'affilée peut vous être demandée, afin d'avoir un premier aperçu de la qualité (et la présence) de votre ovulation. À noter : ce bilan n'est pas systématique, mais n'hésitez pas à prendre de l'avance si vous en avez le courage !

Zou, je m'y mets !
Suivez ici le même mode d'emploi que pour détecter votre ovulation (voir p. 48) : prenez votre température tous les matins avant de vous lever, si possible par voie rectale, et rapportez méticuleusement le résultat sur une courbe (celle fournie par votre médecin ou un modèle type trouvé en ligne) au dixième de degrés près.

La prise de sang pour un bilan hormonal

Cet examen permet de doser différentes hormones clefs : FSH, LH, œstradiol, hormone antimüllerienne (AMH), testostérone, prolactine, hormone thyroïdienne (TSH). L'objectif : évaluer votre réserve ovarienne, la qualité de votre ovulation, le fonctionnement de votre axe hypothalamo-hypophysaire. Bref, cela paraît compliqué, mais, là encore, c'est extrêmement utile ! Selon les hormones dosées, la prise de sang a lieu à différents moments du cycle : 3e jour du cycle pour la FSH, LH et l'œstradiol ; deuxième partie de cycle pour la progestérone par exemple. L'AMH peut être dosée à n'importe quel moment du cycle. Pas de panique, tout sera bien noté sur la prescription. Attention : certains dosages nécessitent d'être réalisés dans un laboratoire spécialisé. Dernière précision enfin : en cas de résultats en dehors des normes, un second dosage sera effectué.

Je reste raisonnable !
Après une attente qui vous a paru interminable, vous avez enfin vos résultats en main. Votre premier réflexe : aller fureter sur Internet pour tenter d'interpréter ces chiffres… et surtout ceux qui sont en dehors des normes. Mauvaise idée ! Cela risque de vous angoisser inutilement. Attendez votre rendez-vous avec votre doc qui vous expliquera tout dans les moindres détails.

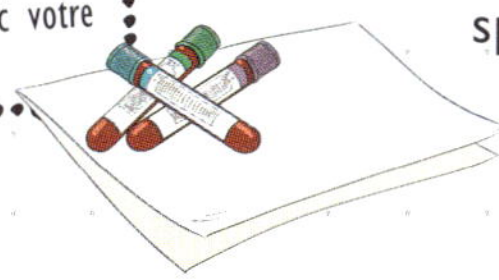

L'échographie pelvienne

Indolore, l'échographie fait également partie des examens de base. Réalisée entre le 3e et le 5e jour du cycle, elle permet de comptabiliser le nombre de follicules en début de maturation (follicules antraux) autour des ovaires afin d'apprécier la qualité de l'ovulation (si le nombre est élevé, cela peut évoquer un SOPK ou, si le nombre est faible, une diminution de la réserve ovarienne). Elle donne également de premières images de l'appareil génital, mais ne permet pas d'en détecter toutes les anomalies (notamment au niveau des trompes).

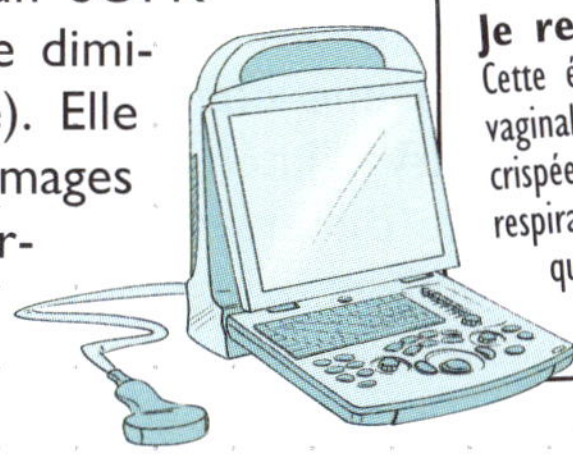

Je reste zen !
Cette échographie est réalisée de préférence par voie vaginale. Pas toujours agréable… surtout si vous êtes crispée. Pour vous détendre, faites des exercices de respiration ou bien visualisez mentalement un paysage qui vous fait du bien, et transportez-y vous le temps de l'examen.

Et ma moitié commence à envisager...

L'examen clinique

Après mesure de sa taille, le spécialiste observera la nature de sa pilosité, qui peut donner de premières indications sur le système hormonal. Puis (une fois n'est pas coutume), votre homme aura également droit à l'auscultation de son intimité. Le médecin évaluera le volume des testicules, les palpera à la recherche d'une varicocèle, de kyste ou de nodule et examinera les différents canaux.

Le spermogramme

Cet examen de base de la fertilité masculine permet de scruter le sperme sous toutes ses coutures : le volume de l'éjaculat, son pH, sa concentration en spermatozoïdes, leur mobilité, vitalité et morphologie. Cette dernière étape, nommée spermocytogramme, est la plus longue : le biologiste examine au microscope chaque spermatozoïde et vérifie qu'il n'y ait aucune anomalie morphologique. Si le spermogramme est anormal, votre homme devra en effectuer un second 3 mois plus tard (la durée d'un cycle de spermatogenèse étant de 74 jours) car de nombreux facteurs (stress, infection, fatigue…) peuvent altérer de façon transitoire la qualité du sperme. À noter : s'il a de la fièvre avant le jour J, le rendez-vous pourra être reporté. Prendre du paracétamol n'est pas la solution. Par principe, tout médicament doit être évité avant le recueil (sauf traitement pour maladie chronique, bien sûr). En cas de doute, demandez conseil au laboratoire.

On se retient !
Mauvaise nouvelle pour votre chéri : une période d'abstinence de 3 à 5 jours est indispensable avant le recueil du sperme. Traduction : éjaculation interdite !

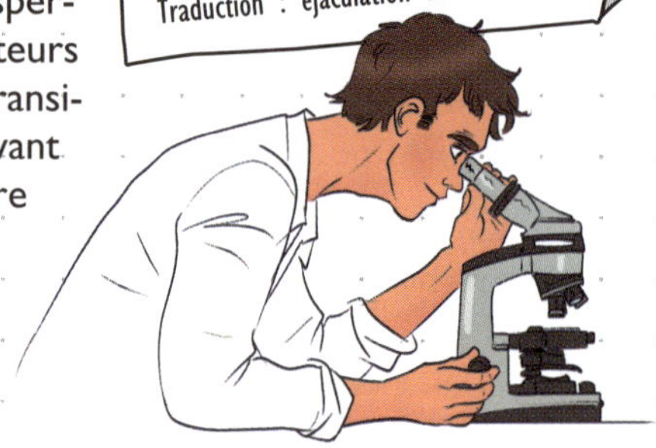

Et après...

En fonction de ces premiers résultats, votre médecin pourra vous prescrire d'autres examens afin d'affiner son diagnostic, à l'instar de :

- un test de Hünher afin de contrôler la qualité de la glaire cervicale, son pH, la pénétration et la survie des spermatozoïdes ;
- une hystérosalpingographie (après injection d'un produit de contraste, des clichés radiographiques des trompes et de l'utérus sont réalisés), une hystéroscopie (après avoir introduit du gaz dans la cavité abdominale, on visualise l'intérieur à l'aide d'une fibre optique) et/ou une cœlioscopie (sous anesthésie générale, on observe l'intérieur de la cavité abdominale à l'aide d'une petite caméra introduite via une petite incision sous le nombril). L'objectif : rechercher une malformation utérine, une pathologie de la cavité utérine (fibrome, polype, adhérences) ou un problème au niveau des trompes (obstruction, dilatation) ;
- une I.R.M. pour préciser le diagnostic en cas de malformations utérines ou d'endométriose notamment ;
- un caryotype afin de déceler une anomalie chromosomique pouvant altérer la fertilité.

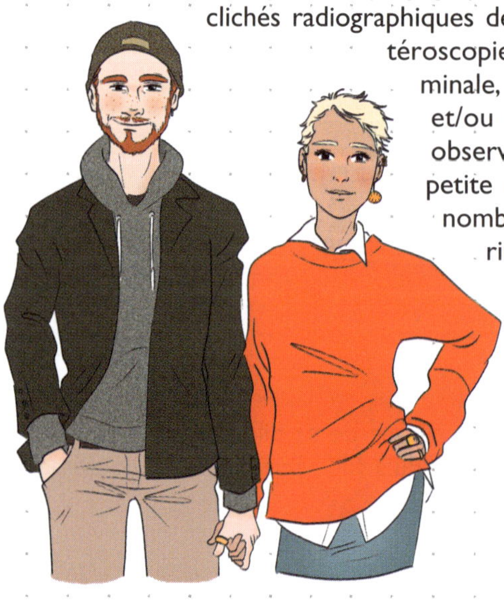

Du côté de monsieur :

- une spermoculture pour rechercher une infection pouvant nuire à la spermatogenèse ;
- une échographie des testicules ;
- des dosages hormonaux ;
- une biochimie séminale pour vérifier le bon fonctionnement des glandes annexes (prostate, vésicule séminale, épididyme) ;
- un test de fragmentation de l'A.D.N. spermatique afin d'évaluer le matériel génétique du spermatozoïde ;
- un caryotype.

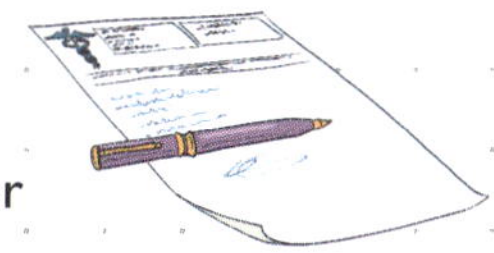

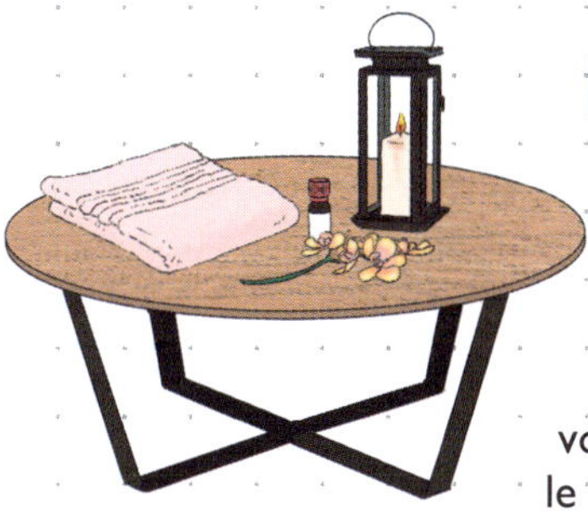

Mes 8 commandements pour garder le moral en attendant la grande nouvelle

Le temps passe, les cycles se succèdent, grignotant à chaque fois votre moral et votre patience ? Quelques conseils pour garder le cap le plus sereinement possible.

Du temps pour moi, je me réserve

Votre désir de bébé occupe tout votre esprit, c'est naturel. Surtout quand tout autour de vous est là pour vous le rappeler : les amies qui accouchent les unes après les autres, les femmes enceintes dans le métro, etc. Mais avant d'être une aspirante maman, vous êtes une femme. Ne vous oubliez pas ! Méditation, sophrologie, yoga : n'hésitez pas à tester des pratiques qui pourront vous aider à déstresser, à prendre du recul, mais aussi à vous reconnecter à votre corps qui ne doit pas être considéré uniquement comme une « machine à faire des bébés » (et qui, pensez-vous peut-être, n'est pas assez efficace). Prenez du temps pour vous… tant que vous en avez !

À préserver mon couple, je veille

Avoir un bébé ? C'est bien sûr un souhait profond pour votre couple. Mais il ne le définit pas ! Gardez toujours en vue ce qui vous lie l'un à l'autre : l'amour. Avec ou sans bébé. Cette complicité, cette intimité passe notamment par la sexualité, qui ne saurait se limiter à la procréation, à des histoires d'ovule et de spermatozoïdes qui se rencontrent. Essayez de préserver au maximum cet aspect « plaisir » au sein de votre couple. Faites l'amour… même si vous n'ovulez pas !

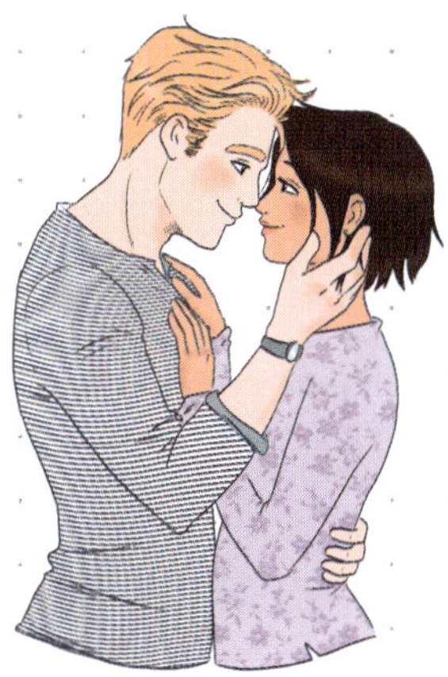

Son ressenti, je respecte

Selon son histoire intime, son caractère, ce qu'il a projeté dans ce désir d'enfant, votre moitié peut réagir différemment à cette attente, et, le cas échéant, à ce premier rendez-vous et cette salve d'examens. Il se mure dans le silence ? Il ne semble pas touché, ni inquiet ? C'est sa manière de vivre les choses (peut-être pour, inconsciemment, vous protéger), cela ne signifie en rien qu'il ne souffre pas. Respectez son ressenti !

L'outil qu'il me faut : la communication non-violente (CNV)

Maintenir la communication est plus que jamais essentiel au sein de votre couple. Encore faut-il bien communiquer, et ce n'est pas chose aisée quand les émotions (tristesse, colère, déception…) s'en mêlent ! La CNV est là pour vous aider à désamorcer la situation. Le principe de cette méthode tient en quatre lettres : OSBD.

- **Observation** : prenez le temps d'observer la situation, le plus objectivement possible, sans être influencée par vos émotions ou des expériences passées. Pas de critique, de jugement ou d'interprétation ! Vous ouvrez ainsi le dialogue dans la paix. La bonne formule : « lorsque j'entends », « lorsque je vois », « j'observe »…
- **Sentiments** : exprimez vos sentiments de manière simple mais précise, sans employer des expressions impliquant un jugement de valeur ou une perception négative de l'autre. La bonne formule : « je me sens ».
- **Besoins** : décrivez vos besoins non satisfaits dans la situation présente. La bonne formule : « j'aimerais », « ce qui est important pour moi, c'est », « parce que j'ai besoin de… »
- **Demande** : formulez une demande concrète, claire, simple et réalisable, afin de satisfaire ce besoin et faire évoluer cette situation. La bonne formule : « Est-ce que tu serais d'accord pour ? »

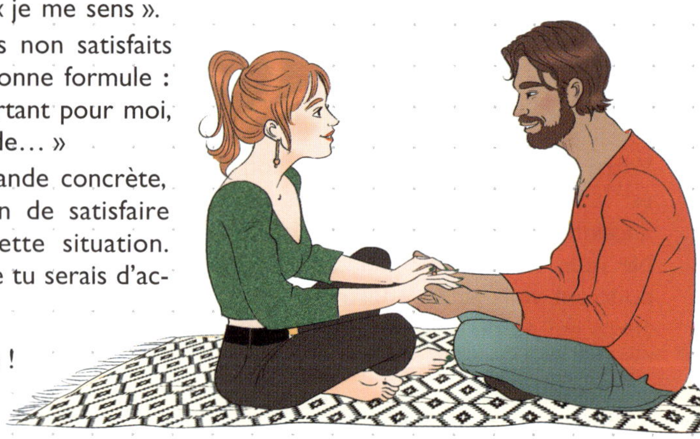

Alors, prêts à vous lancer ? Vite ! Une mise en pratique !

J'ÉVITE DE DIRE…	JE TENTE PLUTÔT…
« Lors du rendez-vous, j'ai été la seule à poser des questions, j'aurais mieux fait d'y aller seule. J'ai vraiment l'impression que tu t'en moques de notre projet bébé ! »	« Lors du rendez-vous, j'ai constaté que tu n'avais posé aucune question au docteur. Je me suis sentie très seule. Or, j'ai vraiment besoin de te sentir à mes côtés durant ces moments qui sont difficiles pour moi. Serais-tu d'accord pour participer davantage lors de notre prochain rendez-vous ? »

Face à mon entourage, je m'arme

« Alors, c'est pour quand le bébé ? » Difficile d'échapper à cette question. Le mieux est, peut-être, de garder pour vous votre projet parental et de ne pas trop l'ébruiter auprès de vos proches. Après tout, c'est votre jardin secret, et votre intimité. Les anecdotes des uns et des autres, les conseils parfois déplacés ou encore les « C'est dans la tête ! » : vous n'en avez pas besoin !

Mes confidents, je choisis

Pour autant, il ne s'agit pas de vous isoler et de tout garder pour vous. Simplement, choisissez des oreilles attentives, bienveillantes. Les groupes, réseaux sociaux dédiés aux essais bébé, voire « parcours A.M.P. » ? Pourquoi pas, à condition que ces échanges ne viennent pas nourrir (inutilement) vos angoisses.

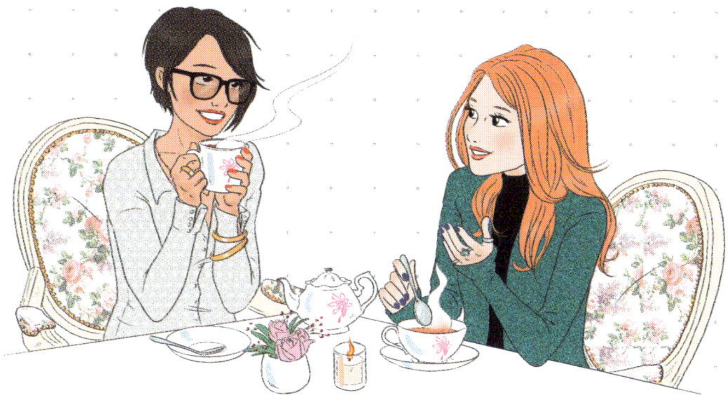

Sur le temps, j'essaie de ne pas me focaliser

Votre horloge biologique ? Elle occupe votre esprit et ses aiguilles semblent tourner en accéléré, chaque tour de cadran vous éloignant un peu plus de votre projet bébé. Ça n'a pas marché ce mois-ci ? Il faudra attendre le suivant… Certes. Mais il faut tenter de lâcher prise sur ce paramètre temps sur lequel vous n'avez aucune marge d'action. Et si, au final, ce délai s'avérait utile : et si cette attente était nécessaire à votre construction psychique en tant que parent ?

L'outil qu'il me faut : de la sophrologie pour lâcher prise

Lorsque cette attente du petit + prend trop de place dans votre vie, prenez de la hauteur avec cet exercice de sophrologie.

- Imaginez-vous monter dans une montgolfière. Le ballon s'élève dans les airs lentement.
- Concentrez votre regard sur l'horizon qui s'étend devant vous, à l'infini. Cette vision est apaisante et peu à peu, vous lâchez prise.
- Au fur et à mesure que vous vous élevez dans les airs, vous vous sentez de plus en plus légère. Telle une bulle, vous flottez dans un ciel bleu azur. Cet air pur vous sécurise et oxygène chacune de vos cellules. Tout est calme, léger comme la brise qui caresse votre joue.
- Relâchez toutes vos pensées négatives pour les laisser partir dans les airs et s'envoler le plus loin possible de vous.
- Revenez doucement sur terre, avec toujours cette sensation de légèreté.

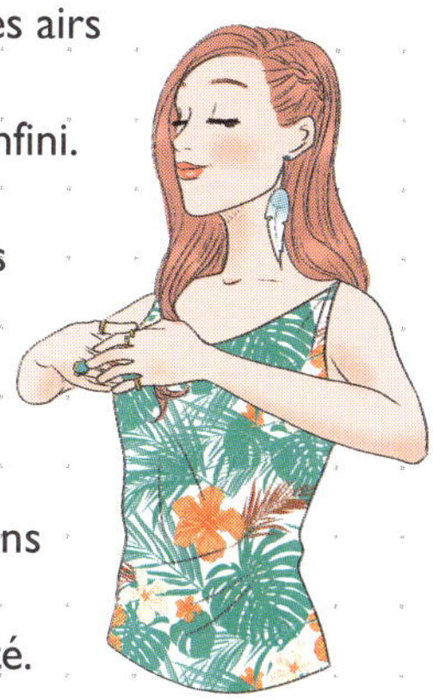

Ma Bucket list pré-bébé, je réalise

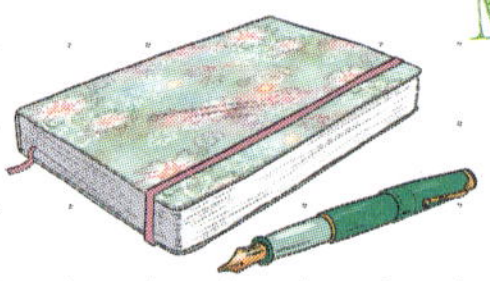

Depuis que vous avez débuté vos essais bébé, peut-être avez-vous tendance à tout organiser autour d'une potentielle grossesse. Vous ne bookez pas ce voyage au bout du monde « au cas où vous seriez enceinte », vous hésitez à accepter cette promotion « parce que si je tombe enceinte peu de temps après ma prise de poste, ce sera mal vu »... Au final, vous vivez dans l'attente, votre vie est comme en stand-by... et vous passez à côté de belles choses. Le meilleur moyen de ne pas rester focalisée sur le projet bébé est d'en avoir d'autres à côté. Sorties avec des amis, concerts, week-end, voyages, travaux dans la maison, formations pro, etc. : multipliez les projets. Sans toutefois vous épuiser bien sûr.

L'outil qu'il me faut : la liste de mes envies

Notez ici tout ce que vous avez envie de faire, petit ou grand projet !

- ○ ....
- ○ ....
- ○ ....

Étape par étape, nous avançons

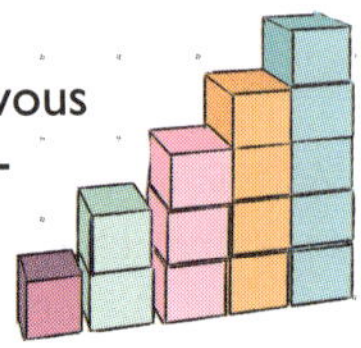

Le premier bilan d'infertilité. Les résultats. Et ensuite, vous verrez... Si jamais vous devez vous engager dans un parcours d'A.M.P., évitez de vous projeter, d'anticiper la suite – souvent en imaginant le pire scénario. Au contraire, tentez de rester positive : chaque étape franchie vous rapproche de votre but !

Carnet d'adresses

- **Association Santé Environnement France (ASEF) :** www.asef-asso.fr
- **ONG Générations Futures :** www.generations-futures.fr
- **Tabac Info Service :** www.tabac-info-service.fr
- **Inserm :** www.inserm.fr
- **Vaccination Info Service :** www.vaccination-info-service.fr
- **La Nutrition :** www.lanutrition.fr

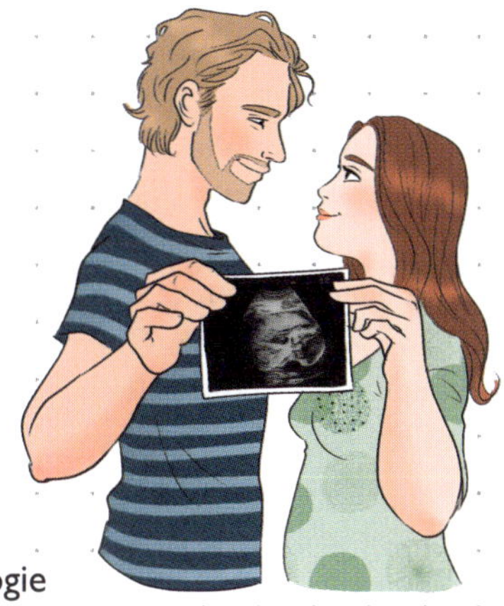

Mes petites applis

- **Siga :** pour faire les bons choix au supermarché
- **QuelCosmetic, Yuka, INCI Beauty :** pour scanner la composition de vos cosmétiques
- **Petit Bambou :** pour vous mettre à la méditation
- **Mon calendrier des règles Flo :** pour suivre vos cycles
- **RespiRelax+, CardioZen :** pour vous initier à la cohérence cardiaque
- **Down Dog :** pour pratiquer le yoga à votre rythme
- **Ma Bulle Sophro :** pour vous déstresser avec la sophrologie

BIBLIOGRAPHIE

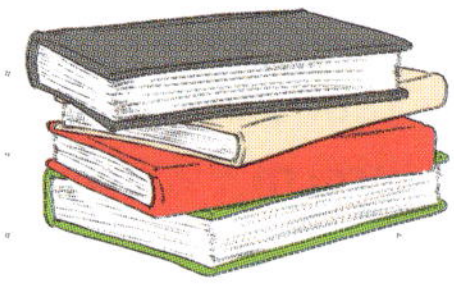

- *100 conseils essentiels, Désir d'enfant,* Dr François-Xavier Aubriot, Dr Lucie Delaroche, Éditions Solar, 2017.
- *Je veux un enfant*, Dr Adrien Gaudineau, Dr Pauline Minjollet, Véronique Deiller, Éditions Albin Michel, 2019.
- *Tout ce qu'il faut savoir avant une grossesse*, Pr François Olivennes, Laurence Beauvillard, Éditions Marabout, 2011.
- *Le Grand Livre de la fertilité*, sous la direction du Dr Laurence Lévy-Dutel, Éditions Eyrolles, 2015.
- *Soigner l'infertilité par les méthodes douces*, Dr Catherine Vermès, Éditions Grancher, 2011.
- *Stimuler sa fertilité, c'est parti !*, Isabelle Doumenc, Éditions Jouvence, 2019.
- *La Grande Détox, Comment éviter les poisons du quotidien ?* Dr Patrice Halimi, Éditions Calmann-lévy, 2015.
- *Petit cahier d'exercices pour réguler son poids selon les thérapies comportementales et cognitives (TCC)*, Sandrine Gabet-Pujol, Éditions Jouvence, 2014.
- *Les Huiles essentielles pour les adultes*, Françoise Couic-Marinier, Rachel Frély, Éditions Solar, 2021.

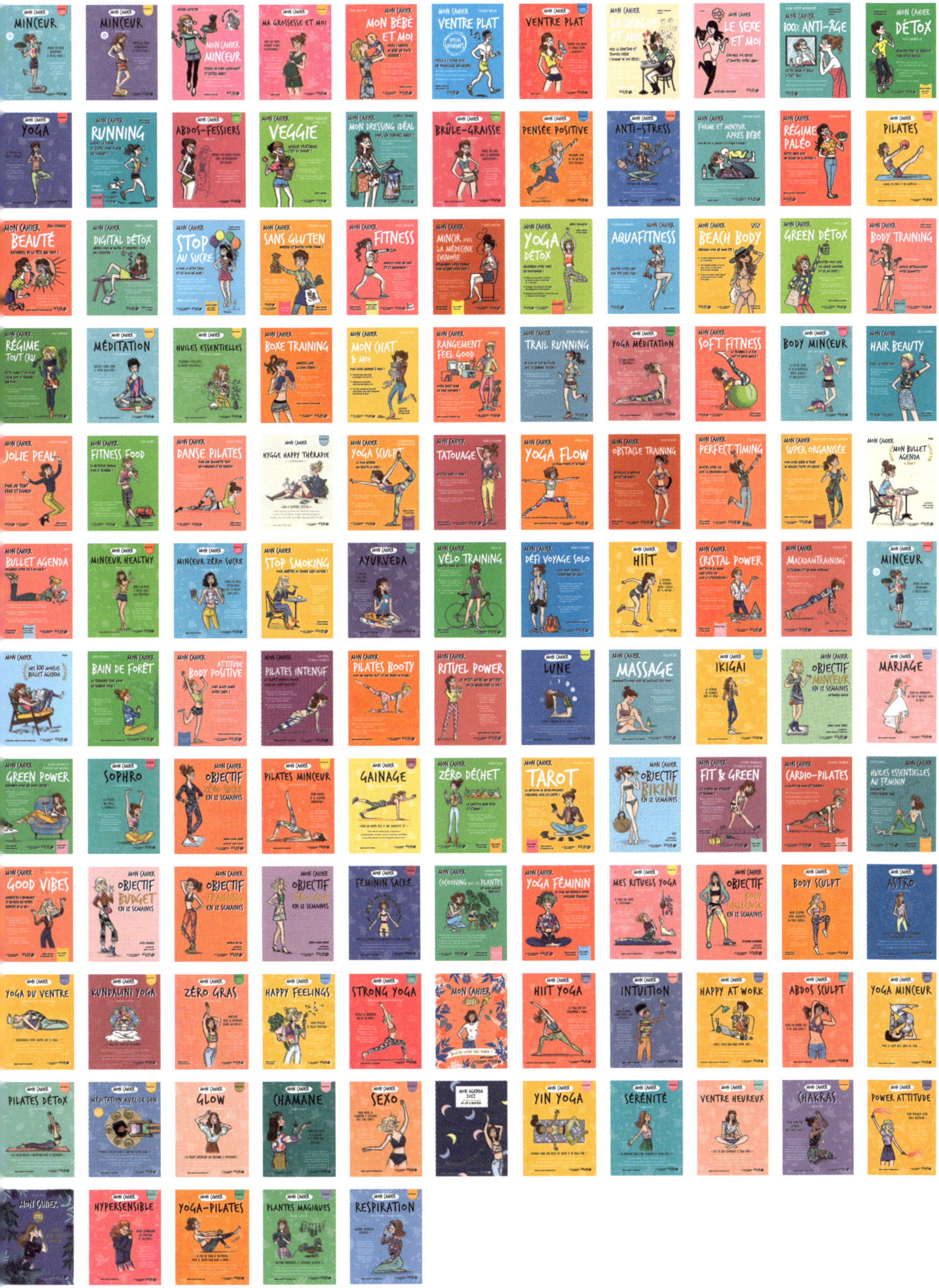
MINCEUR
MINCEUR
MON CAHIER MINCEUR
MA GROSSESSE ET MOI
MON BÉBÉ ET MOI
VENTRE PLAT
VENTRE PLAT
LE SEXE ET MOI
100% ANTI-ÂGE
DÉTOX
YOGA
RUNNING
ABDOS-FESSIERS
VEGGIE
MON DRESSING IDÉAL
BRÛLE-GRAISSE
PENSÉE POSITIVE
ANTI-STRESS
FORME ET MINCEUR APRÈS BÉBÉ
RÉGIME PALÉO
PILATES
BEAUTÉ
DIGITAL DÉTOX
STOP AU SUCRE
SANS GLUTEN
FITNESS
MINCIR AVEC LA MÉDECINE CHINOISE
YOGA DÉTOX
AQUAFITNESS
BEACH BODY
GREEN DÉTOX
BODY TRAINING
RÉGIME TOUT CRU
MÉDITATION
HUILES ESSENTIELLES
BOXE TRAINING
MON CHAT & MOI
RANGEMENT FEEL GOOD
TRAIL RUNNING
YOGA MÉDITATION
SOFT FITNESS
BODY MINCEUR
HAIR BEAUTY
JOLIE PEAU
FITNESS FOOD
DANSE PILATES
HYGGE HAPPY THÉRAPIE
YOGA SCULPT
TATOUAGE
YOGA FLOW
OBSTACLE TRAINING
PERFECT TIMING
SUPER ORGANISÉE
MON BULLET AGENDA
BULLET AGENDA
MINCEUR HEALTHY
MINCEUR ZÉRO SUCRE
STOP SMOKING
AYURVEDA
VÉLO TRAINING
DÉFI VOYAGE SOLO
HIIT
CRISTAL POWER
MACADAMTRAINING
MINCEUR
MES 100 MODÈLES BULLET AGENDA
BAIN DE FORÊT
ATTITUDE BODY POSITIVE
PILATES INTENSIF
PILATES BOOTY
RITUEL POWER
LUNE
MASSAGE
IKIGAI
OBJECTIF MINCEUR EN 12 SEMAINES
MARIAGE
GREEN POWER
SOPHRO
OBJECTIF ZÉRO SUCRE EN 12 SEMAINES
PILATES MINCEUR
GAINAGE
ZÉRO DÉCHET
TAROT
OBJECTIF BIKINI EN 12 SEMAINES
FIT & GREEN
CARDIO-PILATES
HUILES ESSENTIELLES AU FÉMININ
GOOD VIBES
OBJECTIF BUDGET EN 12 SEMAINES
OBJECTIF TRAINING EN 12 SEMAINES
FÉMININ SACRÉ
COCOONING AVEC LES PLANTES
YOGA FÉMININ
MES RITUELS YOGA
OBJECTIF BODY CHALLENGE EN 12 SEMAINES
BODY SCULPT
ASTRO
YOGA DU VENTRE
KUNDALINI YOGA
ZÉRO GRAS
HAPPY FEELINGS
STRONG YOGA
MON CAHIER 2021
HIIT YOGA
INTUITION
HAPPY AT WORK
ABDOS SCULPT
YOGA MINCEUR
PILATES DÉTOX
MÉDITATION AVEC LE SON
GLOW
CHAMANE
SEXO
MON AGENDA 2022
YIN YOGA
SÉRÉNITÉ
VENTRE HEUREUX
CHAKRAS
POWER ATTITUDE
MON CAHIER
HYPERSENSIBLE
YOGA-PILATES
PLANTES MAGIQUES
RESPIRATION

Direction : Jean-Louis Hocq
Direction éditoriale : Marion Guillemet-Bigeard
Directrice de collection : Véronique Deiller
Édition : Gwladys Greusard
Correction : Gwénola de Chantérac
Conception et mise en couleur de la couverture : Stéphanie Brepson
Rabats : Sophie Delannoy
Mise en page : Nord Compo
Fabrication : Laurence Duboscq

ISBN : 978-2-263-17739-2
Code éditeur : L17739
Dépôt légal : avril 2022

Imprimé en France par Clerc
94, rue de la Brasserie, 18200 Saint-Amand-Montrond

Solar, un département d'édi8
92, avenue de France
75013 Paris